KB107664

꿈의 진료실

누구나 **수술 없이** 통증을 없애는 곳

꿈의 진료실

글·그림·사진 **황윤권**

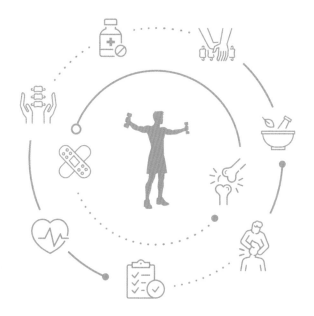

타임북스
T·IME BOOKS

관절연골이 닳아서 무릎이 아픈 거라고?
회전근개가 파열돼서 어깨 통증이 생긴다고?

관절과 관련하여 연골이 닳았다거나 회전근개가 파열되었다는 말을 들어
보지 못한 분은 없을 거라 생각합니다. 하지만 이토록 익숙한 말들이 사실
은 잘못된 거라면 믿으실 수 있을까요? '허리디스크', '목디스크', '협착증'도
실제로는 존재하지 않는 병이지만 툭 하면 이런 병명을 들먹이며 얼토당토
않은 말을 하는 의사들이 많습니다. 도대체 어디서부터 잘못된 걸까요?

돈벌이 때문에? 아니면 밥벌이 때문에? 만약 의사들이 돈을 벌기 위해서
없는 병을 만들어낸 거라면 그들을 용서할 환자는 아무도 없을 겁니다. 하
지만 애석하게도 제가 아는 바로는 양심 없는 의사들이 세상에 너무 많습니
다. 욕먹고 비판당해야 마땅한 그들이지만 오히려 많은 수입을 올리고 떵떵
거리며 살고 있지요. 더 존경받고, 더 목소리를 높여가며 나날이 기득권을
확장해 나가고 있습니다. 이게 바로 현실입니다.

몸 어딘가에 이상이 생긴 것 같으면 MRI 촬영부터 권유하는 것도 잘못되었다고 생각합니다. MRI가 없으면 환자를 진찰할 수 없을까요? 시술이나 수술은 또 어떻고요. 요즘의 치료 행태를 보면 근본적인 치료도 아닌 시술을 필요 이상으로 많이 권하고, 환자의 증세와 전혀 관계없는 수술도 손바닥 뒤집듯 자주 합니다. 환자야 어찌되든 상관없이 말이지요.

환자들의 얘기를 들어보면 병원에 들어서자마자 MRI부터 찍고, 수술을 해야 나을 수 있다는 말과 함께 몇 분 만에 OK 식으로 급하게 진료를 마치는 경우가 많다고 합니다. 오랫동안 통증에 시달려온 만큼 환자들은 큰 기대를 하며 의사들이 시키는 대로 할 수밖에 없지요. 그러나 치료 결과는 의사의 자신만만한 설명과는 다릅니다. 증세에 변화가 없거나 심지어는 더 악화되지요. 환자들은 효과도 없는 이런저런 치료에 반복적으로 시달리면서 '내 병은 고칠 수 없는 건가?' 하고 자책하며 절망하게 됩니다.

이와 다르게 저의 진료실을 찾은 환자들은 아무런 검사도 없이 눈과 손으로만 진찰하는 제게 불안해하며 묻습니다. 어떻게 검사 장비도 없이 진찰을 할 수 있느냐고 말이죠. 그렇게 진찰한 다음 증세의 원인을 설명하면 통증의 원인이 이렇게 간단한 것일 수 있냐며 의심의 눈초리를 하고 바라봅니다. 스스로 굳은 근육을 두들기고 부드럽게 해서 고치는 것이 근본적인 치료라고 설명하면 더더욱 돌팔이 의사를 만난 것처럼 못 믿지요. 그래도 속는 셈치고 통증의 간단한 원인을 이해한 후 스스로 하는 치료를 실천하면서 환자들이 달라지기 시작합니다.

'어? 신기하네요? 왜 좋아지는 거죠?'라고 묻는 환자들도 많고 실제로 증상이 호전되었음을 느끼면서도 스스로를 믿지 못하겠다는 환자들도 많습니다. 어떻게 이런 꿈 같은 일이 벌어질 수 있냐며 어리둥절해하는 환자들도 부지기수지요. 하지만 시간이 좀 더 지나면 '못 고칠 줄 알았던 통증을 검사 장비 하나 없이 진단하고 고쳐주시다니…. 여기는 정말 꿈의 진료실, 희망의 진료실이네요!'라고 말하기 시작합니다.

꿈의 진료실을 찾는 환자들은 통증이 사라지지 않고 병이 낫지 않아 절망하며 치료를 포기하고 지냈던 분들이 대부분입니다. 하지만 진료 후 자신의 증세를 잘 이해하고 스스로 관리할 수 있게 되지요. 그 과정에서 '내 몸의 증세를 치료하는 데에는 내 역할이 정말 중요하구나!'라는 깨달음을 얻습니다. 자신의 몸을 직접 치료하고 나아지는 과정에서 결국 자신감까지 갖게 되고요. 실제로 '치료를 할 때 정말 중요한 내 역할이 있다는 것을 처음 들었다, 여기에서 내 몸을 쉽고 간단하게 이해하고 관찰하게 되었다, 지금 당장의 치료도 치료지만 앞으로도 스스로 몸을 보살피고 내 몸을 위해 무엇을 해야 할지 배워 알게 되었다, 또다시 상업적인 의사들의 말에 좌지우지되지 않기 위해서 이곳에서의 경험을 잊지 말고 자신감을 갖고 살아야겠다'고 말하는 환자들이 정말 많습니다. 이 책에 풀어낸 이야기들은 모두 실제 치료 경험을 바탕으로 작성한 것들이기에 진정성만큼은 자신할 수 있습니다.

'무릎, 허리가 아파서 먼 해외에 거주하는 자식을 만나러 가는 것은 엄두도 내지 못했는데 거뜬히 다녀오게 되어 꿈만 같다, 회전근개가 파열됐으니 수술할 때까지 움직이지 말라는 설명을 듣고 직장도 그만두며 실의에 빠졌는데 수술 없이 건강한 어깨를 되찾고 복직까지 해서 꿈같은 세상을 살고 있다'라며 고마움을 전하는 환자들도 많습니다. 저는 이런 환자들과 서로 소통하며 증세를 고쳐내는 하루하루가 즐겁고 보람찹니다. 그래서 이 책을 집필하게 되었습니다. 때론 환자들이 겪은 엉터리 치료에 같이 화를 내고 안타까워하기도 하지만 점점 나아지는 환자들과 함께 기쁨을 나누고 즐거운 시간을 보낼 때가 훨씬 더 많아 위안이 됩니다. 환자들과 답답하고 암울한 현재를 극복하고 다가올 밝은 미래를 기다리는 즐거움과 희망도 분명 있고요.

저는 보잘것없는 의사입니다. 솔직히 말씀드리면 기득권 세력이나 주류, 화려함과는 거리가 먼 변방, 변두리, 비주류 같은 단어들이 저에게는 더 어울립니다. 이런 별 볼 일 없는 의사지만 변두리 구멍가게 같은 동네 의원에서 수많은 환자들의 믿음 속에 사랑받고 서로 고마워하고 격려하며 매일 보람찬 밥벌이를 하고 있습니다. 그런 면에서 저는 참으로 행복한 의사라고 생각합니다. 환자들의 바람처럼 앞으로 건강하게 오래 살아서 돈과 명예를 좇는 상업적인 의사들의 횡포 속에서 한 명의 환자라도 더 구해내고 고통받는 환자들에게 꿈과 희망을 선물하고 싶은 마음이 큽니다.

40년 가까이 진료를 보면서 직접 경험했던 일들을 이 책에 모두 쏟아부었습니다. 더 많은 환자들이 상업적인 의사들에게 휘둘리지 않고 스스로 자신의 증세를 고칠 수 있도록, 그리고 부디 많은 분들이 이 책을 읽고 스스로를 관리하여 보다 건강하고 행복하게 평생을 살 수 있도록 마음 깊이 바라는 바입니다.

저자 황윤권

머리말

무릎

여기저기 쑤시는 무릎 통증

PART 01

인 트 로　　**꿈의 진료실에 오신 걸 환영합니다**　　　　　　　　　18

원　　인　　**정말 무릎연골이 닳아서 아픈 걸까?**　　　　　　　19

치 료 법　　**내 무릎 고치는 법**　　　　　　　　　　　　　　23
❶ 무릎 두들기기
❷ 냉찜질
❸ 무릎관절운동
❹ 지팡이 사용법

Q & A　　**무릎에 대한 모든 것**　　　　　　　　　　　　　31
• 만성 무릎 통증으로 수술을 권하는데 꼭 해야 할까요?
• 연골판이 파열되면 수술을 해야 하나요?
• 무릎 두들기기 치료는 어느 부위에 해야 효과적인가요?
• 무릎이 아픈데 걷기운동을 해야 할까요?
• 골다공증이 있는 할머니도 두들기기 치료가 가능한가요?
• 무릎연골이 안 좋아서 무릎에서 소리가 나는 걸까요?
• 앉았다 일어서거나 계단을 오르내릴 때 무릎이 아픈데
　연골이 닳아서 그럴까요?
• 오래 앉아 있다가 일어날 때 무릎이 아픈 것도 연골 때문인가요?
• 오래 서 있으면 무릎이 아픈 이유가 무엇인가요?
• 무릎 통증 환자 중 유달리 여성이 많은 것 같은데 왜 그런가요?
• 비가 오거나 흐린 날씨에 무릎이 아픈 이유는 무엇인가요?

실　　전　　**꿈의 진료실에서는 이렇게 치료합니다**　　　　　47
◆ 60대 환자 - 1일차 / 2일차 / 3일차 / 2주차

핵심 정리　　**평생 안 아픈 무릎 만들기**　　　　　　　　53

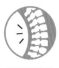

허리
뻐근한 허리 통증

PART 02

인 트 로	허리 통증은 누구나 고칠 수 있다	56
원　　인	허리 통증은 척추 문제가 아니다?	57
치 료 법	내 허리 고치는 법	61

❶ 허리 두들기기 혹은 눌러주기
❷ 허리 체조 치료
❸ 허리 근력운동

Q & A	허리에 대한 모든 것	73

- 젊고 통증도 적은데 허리디스크라고요?
- 자고 일어나면 허리가 아픈 이유는 무엇인가요?
- 허리 가운데에 있는 뼈가 아픈데 척추가 원인인가요?
- 사무직 허리 통증에 헬스장 운동이 도움이 될까요?
- 척추가 닳아서 방법이 없다는데 어떻게 해야 하나요?
- 청소년 허리 통증으로 척추측만증 진단을 받았는데
  척추보조기 같은 치료가 꼭 필요한가요?
- 척추 압박골절이라며 당장 시술이 필요하다는데 어떡하죠?
- 나이가 있는데 허리 운동을 계속해도 될까요?
- 허리가 아파서 평소에 걷기가 힘든데 어떻게 해야 할까요?

실　　전	꿈의 진료실에서는 이렇게 치료합니다1	83

◆ 20대 환자 - 1일차 / 2일차 / 1주차

꿈의 진료실에서는 이렇게 치료합니다2 　87

◆ 만성 허리 통증 노인 - 1일차 / 2일차 / 1주차 / 3주차

핵심 정리	평생 안 아픈 허리 만들기	91

엉덩이에서 다리까지

엉덩이에서 다리에 이르는 저릿한 통증

PART 03

인 트 로	엉덩이에서 다리에 이르는 증세들	94
원 인	엉덩이 통증이 척추디스크, 협착증 때문이라고?	95
치 료 법	내 엉덩이 고치는 법	98

❶ 엉덩이 두들기기
❷ 엉덩이 운동치료
❸ 기타 엉덩이 관리법

원 인	허벅지 통증은 엉덩이와 무관하다?	110
치 료 법	내 허벅지 고치는 법	111

❶ 바렌으로 눌러주기
❷ 허벅지 스트레칭 치료
❸ 허벅지 근육운동
❹ 허벅지 앞·옆쪽 관리법

원 인	하퇴부가 저리고, 시리고, 열이 나는 이유는?	116
치 료 법	내 하퇴부 고치는 법	118

❶ 비골두 아래 두들기기
❷ 비골부 근육 활성화 운동
❸ 비골신경마비의 현실

원 인	발의 저림, 시림, 무감각 증세도 척추 때문이라고?	127
치 료 법	발 증세 고치는 법	128

Q & A   **엉덩이에서 다리에 이르는 증세의 모든 것**   130

- 터졌던 디스크가 자연히 나을 수도 있나요?
- 병원에서는 괜찮다는데 엉덩이 통증과 다리 저림 증세로 힘듭니다.
  어떻게 해야 하나요?
- 엉덩이, 다리 당김 증세로 디스크 진단을 받았는데 척추 수술을 해야 할까요?
- 엉덩이 통증과 허벅지 당김 증세로 좌골신경통 진단을 받았는데
  척추 수술이 필요한가요?
- 척추 협착증 소견이 있지만 아무 증세가 없는데 척추 치료를 받아야 할까요?
- 척추 시술이나 수술로 증세가 좋아진 사람들이 많다는 건 치료 효과가
  있다는 증거 아닌가요?
- 발바닥에 감각이 없어서 척추 수술을 받았는데 효과가 없었고 비골두
  아래 두들기기로 증세가 나아졌어요. 계속 이것만 해도 될까요?
- 협착증으로 치료 중인데 걷기운동을 하는 게 좋을까요?
- 디스크 치료 중인데 직업상 허리를 자주 숙여야 합니다. 일을 계속해도 될까요?
- 나이가 있어서 걸을 때 비틀거리고, 서 있다가 한쪽으로 쏠리며 넘어집니다.
  협착증 진단을 받아 치료를 해도 차도가 없는데 어떡해야 할까요?
- 디스크, 협착증 진단을 받았는데 치료로는 효과를 못 보다가
  근력운동을 하고 좋아졌습니다. 척추에 무리가 되는 운동을 하지 말라는데
  운동을 계속해도 될까요?

실   전   **꿈의 진료실에서는 이렇게 치료합니다**   146
     ◆ 1일차 / 2일차 / 1주차 / 3주차

핵심 정리   **평생 안 아픈 엉덩이에서 다리 만들기**   155

목

묵직한 목 통증

PART 04

인 트 로	현대인의 고질병인 목 통증	158
원 인	튀어나온 목디스크 때문에 사지가 마비된다고?	159
치 료 법	내 목 고치는 법	161

❶ 목어깨 두들기기
❷ 목어깨 운동치료
❸ 목어깨 근육 활성화 운동
❹ 목어깨 부위와 관련된 다양한 증세와 치료

| Q & A | 목에 대한 모든 것 | 173 |

• MRI 결과에 튀어나온 디스크가 보이던데 목디스크 아닌 게 맞나요?
• 거북목 교정을 위해 목보조기를 착용하라는데 해야 할까요?
• 목디스크 진단을 받았습니다. 경과를 보다가 디스크 수술을 해야 한다는데
  수술이 꼭 필요한가요?
• 목디스크 수술을 했는데 목 통증과 팔 저림 증세가 다시 생겼습니다.
  어떻게 해야 할까요?
• 목디스크가 심하다며 목을 움직이지 말라고 하는데 목 운동을 해도 될까요?
• 목 통증과 두통 증세가 있지만 병원에서는 문제가 없다고 합니다.
  믿어도 될까요?

| 실 전 | 꿈의 진료실에서는 이렇게 치료합니다1 | 179 |

◆ 60대 환자 -1일차 / 2일차 / 3일차 / 2주차

| | 꿈의 진료실에서는 이렇게 치료합니다2 | 186 |

◆ 초등 5학년 여학생 -1일차

| 핵심 정리 | 평생 안 아픈 목 만들기 | 189 |

어깨

이곳저곳 결리는 어깨 통증

PART 05

| 인 트 로 | 통증계의 빅3, 마지막 주자 어깨 통증 | 192 |

| 원 인 | 오구돌기가 뭔가요? | 193 |

| 치 료 법 | 내 어깨 고치는 법 | 196 |

❶ 오구돌기 두들기기
❷ 어깨 운동치료
❸ 어깨 긴장 풀기

| Q & A | 어깨에 대한 모든 것 | 207 |

• 회전근개 파열로 수술이 필요하다는데 해야 할까요?
• 아픈 어깨로 어깨 운동을 하면 회전근개가 파열될 수도 있다는데 정말인가요?
• 어깨에 낀 석회를 충격파 치료로 없앴는데 차도가 없어 수술을 하라고 합니다. 수술해야 할까요?
• 낮에는 괜찮은데 밤만 되면 어깨가 아픈 건 왜 그런가요?
• 책에서 설명하는 어깨 증세와 오십견은 다른 건가요?
• 젊은 나이에도 어깨가 이렇게 아플 수 있나요?
• 바벨스쾃을 할 때마다 통증이 느껴지는데 평생 바벨스쾃을 하면 안 되는 걸까요?

| 실 전 | 꿈의 진료실에서는 이렇게 치료합니다 | 215 |

◆ 1일차 / 2일차 / 1주차

| 핵심 정리 | 평생 안 아픈 어깨 만들기 | 221 |

팔다리

PART 06
찌릿한 팔다리 통증

인 트 로	진리는 통한다	224
치 료 법	저리는 증상부터 수전증까지 팔의 기타 증세와 치료법	225

❶ 팔 저림 증세
❷ 테니스 엘보
❸ 수전증
❹ 손목 통증
❺ 손가락 관절 통증

서혜부 통증부터 무지외반증까지 다리의 기타 증세와 치료법　　236

❶ 서혜부 통증
❷ 발목 통증
❸ 발바닥 뒤꿈치 통증
❹ 무지외반증과 발 앞쪽 통증

핵심 정리	평생 안 아픈 팔다리 만들기	240

부 록	이게 다 근육 문제라고요?	241
맺 음 말		
INDEX		

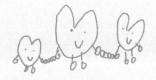

여기는 '꿈의 진료실'입니다.
이곳 꿈의 진료실에서는 아무리 치료를 해도
잘 낫지 않던 증세들을 고쳐드립니다.
아프고 힘들어서 살기 싫던 세상을
살고 싶은 행복한 세상으로 바꿔드립니다.
비싼 검사나 치료비도 필요 없고 약도 필요 없이
환자 스스로 통증을 없애고 관리할 수 있도록
성심성의껏 여러분을 도와드리겠습니다.

살 만하고 행복한 세상을 만나기 위해
함께 꿈의 진료실 문을 열고 들어가볼까요?

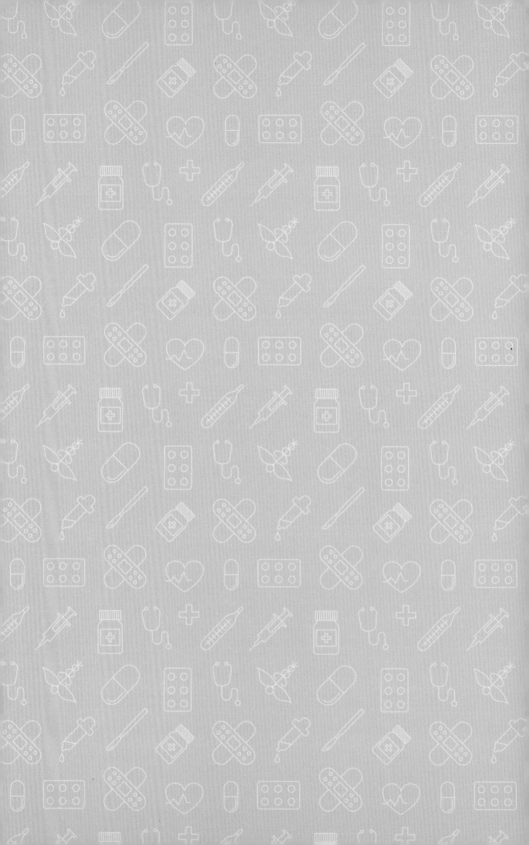

PART 01

무릎

여기저기 쑤시는 무릎 통증

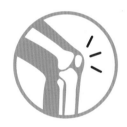

"너는 세상을 바꾸게 될 거야."
캘빈은 저도 모르게 이렇게 중얼거렸다.
그 말을 입 밖에 낸 순간 사실이라는 것도 깨달았다.
엘리자베스는 세상에 필요한 아주 혁명적인 일을 하게 될 것이다.
제아무리 반대파들이 몰려와도 불멸의 존재로
길이길이 남을 것이다.

-보니 가머스, <Lessons in chemistry> 중에서-

꿈의 진료실에 오신 걸
환영합니다

　무릎 통증으로 고생하는 수많은 환자들.

　특히 여성 환자들은 다른 부위보다 무릎에 통증을 느끼는 분들이 많은 것 같습니다. 무릎 환자들이 꿈의 진료실에 처음 와서 하는 말은 '무릎만 안 아프면 소원이 없겠어요, 무릎 치료를 오래 했는데 도대체 왜 이렇게 안 낫는 건지 너무 답답해요' 등인데요. 무릎이 아파서 삶의 질이 많이 떨어진 환자들은 아무리 치료를 해도 차도가 없는 통증 때문에 자포자기하는 경우가 많습니다. 무릎 통증은 정말 고칠 수 없는 병일까요?

　'무릎이 무겁다, 열이 난다, 걷기가 힘들다, 밤이면 쑤셔서 잠들 수가 없다' 같은 증세들은 환자들의 걱정과는 달리 모두 치료할 수 있습니다. 꿈의 진료실에서 무릎을 고치고 관리하는 법을 배운다면 무릎 통증 없이 '살 것 같은 새로운 삶'을 살 수 있는 것이지요.

　'온갖 좋다는 치료를 다 해봐도 왜 낫지 않을까?, 용하다는 병원에 다 다녔는데도 효과가 없는 이유는 무엇일까?' 등등 환자들의 공통된 의문을 시원하게 풀어드리겠습니다. 새로운 관점으로 무릎 통증의 원인에 접근하고 누구나 할 수 있는 치료법을 소개할 테니 믿고 따라주세요. 무릎 통증이 나아지지 않는 이유와 어떻게 하면 고칠 수 있는지를 바로 여기 '꿈의 진료실'에서 차근차근 알려드리겠습니다.

정말 무릎연골이
닳아서 아픈 걸까?

무릎이 왜 아픈지를 이해하기 위해서는 성능이 떨어진 기계를 생각해 보면 쉽습니다. 오래되거나 너무 많이 사용해서 기능에 문제가 생기고 고장이난 기계는 그 주요 부위가 문제가 되는 경우가 많지요. 당연한 얘기입니다.

사람의 무릎에도 기계처럼 많이 쓰이는 주요 부위가 있어서 그 부위부터 문제가 생기기 쉽습니다. 그래서 무릎 통증도 주로 이 부위부터 발생하지요. 자주 쓰이고 힘을 많이 받는 주요 부위는 무릎을 앞에서 십자 모양으로 4등분했을 때 아래쪽 안쪽(하내측) 부위입니다. ^{그림 무릎1} 어째서 이 부위가 주요 부위일까요?

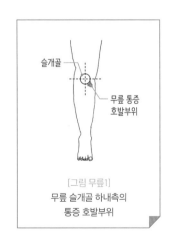

슬개골

무릎 통증
호발부위

[그림 무릎1]
무릎 슬개골 하내측의
통증 호발부위

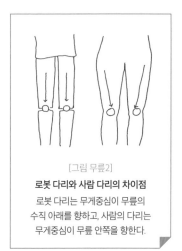

[그림 무릎2]

로봇 다리와 사람 다리의 차이점
로봇 다리는 무게중심이 무릎의
수직 아래를 향하고, 사람의 다리는
무게중심이 무릎 안쪽을 향한다.

이 질문에 대한 답은 사람이 서 있을 때 무릎의 어느 위치에 힘이 실리는지를 생각해 보면 쉽습니다. 허벅지(대퇴부)의 무게중심은 로봇처럼 수직 아래 방향이 아니라 무릎 안쪽 사선 방향을 향합니다.[그림 무릎2] 그래서 무릎 하내측에 힘이 많이 실리고 무릎을 사용하는 동안 이 부위가 지속적으로 하중을 받으면서 근육과 힘줄(혹은 주위 연부조직)에 긴장이 쌓이게 되지요. 이렇게 무릎 하내측 부위의 근육과 힘줄 그리고 연부조직에 누적된 긴장은 부드러웠던 조직을 두껍게 만들고 결국 통증을 일으킵니다.

이와 같이 무릎 통증을 일으키는 원인을 이해했다면 무릎 하내측 부위를 스스로 진찰해 봅시다. 우선 눈으로 이 부위를 잘 보면 많이 두꺼워졌다는 것을 쉽게 알아챌 수 있습니다. 무릎 하내측 부위를 손가락으로 깊게 누르면 통증이 있는 위치를 확인할 수 있는데 그곳이 바로 무릎 통증의 원인인 곳이지요. 눌렀을 때 통증이 제일 심한 부위가 가장 먼저 치료해야 할 곳입니다. 이런 과정을 통해 환자 스스로 무릎이 왜 아프고 구체적으로 어디가 아픈지를 진찰할 수 있습니다. 이렇듯 무릎 통증의 원인은 생각보다 간단하고 통증의 위치를 찾아내는 것 역시 비교적 쉽습니다. 병원에서 흔히 권하는 X-ray나 MRI 같은 검사는 사실 거의 필요가 없지요. 환자 스스로 무릎 통증의 원인을 이해하고 구체적으로 아픈 곳을 찾아내면 지금까지 해왔던 그 어떤 방법보다 쉽고 효과적으로 치료할 수 있습니다.

무릎 통증이 있는 분이라면 '연골이 닳았다'는 말을 한 번쯤 들어보셨을 겁니다. 환자들은 이 한 마디에 덜컥 겁을 먹고 의사가 하라는 대로 하며 돈을 쓰게 되는데, 수술을 하면서 직접 눈으로 보면 오히려 무릎연골이 멀쩡한 경우가 많습니다. 퇴행성변화가 심한 환자들 중 무릎이 다 펴지지 않는 환자들은 무릎을 살짝 굽힌 채로 X-ray를 찍기 쉬운데 그렇게 찍으면 관절 틈이 좁아진 것처럼 보입니다. 하지만 무릎을 굽힌 상태로 찍은 사진임을 전혀 고려하지 않고, 실제 연골 상태를 알려고 하기보다 사진만 보고 관절이 좁아졌다느니 연골이 다 닳았다느니 하며 성급하게 진단을 내리는 의사들이 생각보다 많습니다. 실제로 무릎연골은 이상이 없는데도 말이지요. 무릎연골에 이상이 없는데도 연골 수술이나 시술을 해야 한다고 권유하는 경우가 많지만 실제로 무릎연골 자체가 통증을 일으키는 원인이 될 수는 없습니다. 심지어 연골이 닳아 없어지는 것은 더더욱 아닙니다. 무릎 통증환자들의 증상을 들어보면 가만히 앉아 쉴 때나 잠을 잘 때는 통증이 줄어드는데 무릎에 힘을 주기 시작하면 아프다는 분들이 많습니다. 바로 이 점에 주목할 필요가 있습니다. 밤새 고정된 자세로 움직이지 않으면 무릎이 굳고 근육과 힘줄 역시 굳습니다. 그래서 새벽녘부터 다시 통증이 찾아오는 것이지요. 상식적으로 생각해 봐도 무릎연골이 밤새 닳지 않고 있다가 새벽녘부터 저절로 닳기 시작할 수는 없습니다. 오래 서 있고, 걷고, 계단을 오르내리는 등 무릎에 힘이 들어가는 동작을 하면서 무릎관절의 근육과 힘줄에 긴장이 쌓여 통증이 생기는 것이지요.

하지 않던 등산을 오랜 시간 했다고 해서 잘 있던 무릎연골이 갑자기 닳기 시작하는 것도 아닙니다. 무릎관절의 근육과 힘줄에 전에 없던 큰 힘이 실리면서 급작스레 통증이 생기는 것이지요. 아주 간단한 이치입니다. 오래 서 있거나 같은 자세로 장시간 앉아 있는 등 무릎을 움직이지 않을 때도 마찬가지입니다. 동일한 긴장이 계속되어 무릎에 통증이 생기는 것이지 움직이지 않는 자세에서 연골이 저절로 닳을 리는 없습니다. 따라서 의사들이 설명하는 연골 얘기들은 환자의 증세와는 아무런 관계가 없다고 할 수 있습니다.

같은 맥락에서 '퇴행성관절염, 무릎연골판 파열, 슬개골 연골연화증'이라는 진단명도 세상에서 사라져야 한다고 생각합니다. 솔직히 말하면 관절에 염증이 생겼다는 애매모호한 병명은 의사들의 편의를 위한 것입니다. 무릎뿐만 아니라 다른 수많은 증세들의 원인도 염증이라는 편하고 간단한 이유를 대면서 진단을 내리는 경우가 많지요. 환자들은 이런 무책임한 소견에 휘둘릴 수밖에 없는데 진단 자체가 정확하지 않으니 아무리 염증을 치료해 봐도 결국 치료가 되지 않는 것이 현실입니다.

의사들이 언급하는 염증은 결과일 뿐 원인이 아닙니다. 염증이라는 표현은 정상이 아닌 몸의 모든 증세에 사용할 수 있지만 각 증세에 특화된 원인이 될 수는 없지요. 예를 들어 무릎 슬개골 하내측 부위가 아프고 열이 나는데 염증이라고 진단하는 것은 그냥 무릎이 안 좋다는 정도의 애매한 진단밖에 되지 않습니다. '무릎 하내측 부위의 연부조직이 오랫동안 힘을 받으면서 근육과 힘줄에 긴장이 쌓여 두꺼워져서 통증을 만들어내고 성능이 떨어지며 열이 나는 것'이라고 해야 맞는 설명입니다. 갑자기 하늘에서 염증이 뚝 떨어진 것처럼 '염증이네요'라고 하면 무책임한 진단이라 할 수 있지요. 의사들이 하도 염증이라는 단어를 언급하니까 환자들도 덩달아서 미리 '염증 때문이죠?'라고 묻는 경우가 많습니다. 무릎 통증 환자에게 치료 가능성을 열어주는 병명을 굳이 붙이자면 '무릎 근육과 힘줄의 퇴행성변화'라고 해야 정확합니다.

꿈의 진료실에서 알려주는
내 무릎 고치는 법

무릎 하내측에 지속적으로 힘이 실리면서 쌓여온 긴장을 없애봅시다. 무릎 근육과 힘줄의 긴장을 풀어주어야 통증을 없앨 수 있으므로 지금 알려드리는 방법을 숙지하고 습관처럼 만드시기를 당부드립니다. 스스로 눌러보며 아픈 부위를 정확하게 찾아냈다면 그 부위의 긴장을 어떻게 풀어야 하는지 같이 살펴봅시다.

❶ 무릎 두들기기

무릎 통증의 원인이 생각보다 간단한 것처럼 그 치료 원리도 의외로 간단합니다. 한마디로 말하면 두꺼워지고 굳은 무릎 하내측 부위를 두들겨서 부드럽게 해주면 되는데, 이는 딱딱하게 마른 명태를 다듬이 방망이로 두들겨서 부드러운 북어포로 만드는 원리와 같습니다. 두꺼워지고 굳어서 통증이 생긴 무릎 하내측 부위를 마른 명태를 두들기는 것처럼 두들겨서 부드럽게 하는 것이 무릎 통증 치료의 기본입니다. 무릎 두들기기는 바닷가의 몽돌을 이용하면 효과적입니다. 손에 쥐기 좋은 적당한 크기의 몽돌을 이용하는 것이 제일 좋지만 몽돌을 구하기가 힘들다면 나무 방망이를 사용해도 됩니다.

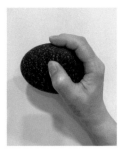

[사진 무릎1] 몽돌

딱딱한 도구가 너무 아프면 테니스공, 마사지공 등으로 시작하는 것도 좋은 방법입니다.

통증이 있는 무릎 하내측 부위를 두들기면 너무 아파서 '악' 소리가 절로 나기도 합니다. 도리어 무릎이 더 붓거나 멍이 들기도 하고 걷기가 힘들어지기도 하지요. 그래서 무릎 두들기기를 처음 시도할 때는 불안한 마음에 '이렇게 치료하는 게 맞나?' 하며 의심하는 환자들도 있습니다. 하지만 이런 과정을 참고 두들기기를 계속하면 서서히 무릎 통증이 사라지고 두들길수록 시원해지는 때가 옵니다.

무릎을 두들길 때의 강도는 저절로 비명이 나올 정도가 좋습니다. 오랜 세월 동안 두꺼워지고 굳은 무릎 하내측 부위를 살살 몇 번 두들긴다고 해서 쉽게 부드러워질 리 없으니 비명을 지를 정도로 시작해서 점차 강도를 높여가며 두들기는 것을 추천합니다. 여러 번 할수록 좋지만 아프도록 제대로 두들기면 몇 번만 해도 그만두고 싶은 충동이 생길 겁니다. 그러니 5~10회를 한 세트로 시작하여 그 세트 수를 늘려가면서 두들기기에 익숙해지는 것이 좋습니다. 또한 계속 두들기기보다는 두들기고 쉬기를 반복하는 것이 효과적이고요. 한꺼번에 몰아서 수백 번을 두들기고 그만두기보다는 여러 차례 나눠서 자주 두들기는 것이 좋습니다.

❷ 냉찜질

앞서 오래되거나 성능이 떨어진 기계가 고장이 나고 문제가 생기는 것처럼 무릎도 동일하다고 했습니다. 성능이 떨어진 기계는 어떤 특징이 있을까요? 바로 과열되기 쉽다는 특징이 있지요. 뜨거워진 기계나 엔진은 냉각 장치를 가동해서 열을 식혀야 하는데 사람의 무릎도 이와 같습니다. 나이가 들어서 기능이 떨어지거나 젊더라도 무릎을 무리하게 쓰고 나면 열이 나면서 뜨거워지게 됩니다. 무릎 통증을 일으키는 하내측 부위는 두꺼워지고 굳기도 하지만 만져보면 대부분 열이 납니다. 그래서 이 부위를 적극적으로 냉찜질해서 열을 식혀줘야 하지요.

무릎 통증 치료는 뜨거워진 무릎을 식히는 것이 관건입니다. 통증이 심하지 않을 때는 무릎 하내측 부위만 국소적으로 냉찜질하면 되고, 무릎 전체가 열이 나고 부을 때는 무릎 전체를 냉찜질해서 과열된 무릎을 식혀야 합니다. 하지만 대부분의 환자들은 무릎을 식히는 대신 더 뜨거워지도록 핫팩을 댄다든지 열을 가하는 뜸을 뜨는 경우가 많습니다. 보호대 같은 것으로 덮어서 열이 나가지 못하게 하거나 파스를 붙이기도 하지요. 하지만 이런 치료법은 전혀 도움이 되지 않는다는 것을 아셔야 합니다.

무릎이 뜨거운 상태를 유지하면 우리 몸에서는 스스로 열을 식히려는 방어기전이 일어나 무릎관절에 냉각수 역할을 하는 물이 생깁니다. 흔히 '무릎에 물이 차는' 상황이 발생하는 것이지요. 뜨거워진 무릎, 물이 찬 무릎은 적극적으로 냉찜질을 해서 열을 식혀주고 최대한 안정을 취하는 것이 좋습니다. 냉찜질과 휴식 등으로 뜨거워진 무릎을 식히면 무릎관절의 물은 서서히 흡수되면서 없어지기 때문이지요.

무릎관절에 물이 차 있는 상태에서 냉각수 역할을 하는 물을 억지로 빼내면 어떻게 될까요? 당연히 우리 몸에서는 모자라는 냉각수를 또 만들게 되고 무릎에 다시 물이 차게 됩니다. 반복해서 무릎관절의 물을 빼내면 반복해서 물이 생깁니다. 그래서 무릎에 물이 찼을 때 무턱대고 물을 빼는 것은 금기시해야 할 행동입니다(물론 관절의 물을 빼는 것은 환자의 잘못이 아니라 이를 권유하는 의사의 잘못이 큽니다).

CHECK

냉찜질은 무릎뿐만 아니라 다른 부위의 증세를 없애는 데에도 필요한 치료 방법입니다. 팔이나 다리가 갑자기 붓고 아플 때 그 부위를 만져보면 열이 나는데 이런 부위들도 냉찜질 치료부터 해주면 극적인 효과를 볼 수 있습니다. 관절이 삐끗해서 붓고 열이 날 때도 우선적으로 냉찜질이 필요합니다. 무릎 통증이 심하지 않은 환자들 대부분이 적극적인 냉찜질 치료로 증세가 호전되지요.
뜨거운 찜질, 뜨거운 목욕 등은 아픈 부위의 순환을 일시적으로 좋게 해서 증세를 완화시키는 효과가 있지만, 열이 식으면 그 증세가 다시 나타나므로 뜨거운 찜질 치료는 일시적인 진통제와 같다고 생각하며 주의해야 합니다.

❸ 무릎관절운동

두들기기, 냉찜질 같은 기본 치료 외에도 무릎관절이 원활하게 움직일 수 있도록 관절운동 치료를 병행하는 것이 좋습니다. 무릎 하내측 부위를 비롯해서 무릎 여러 곳의 근육과 힘줄들이 부드러움을 잃으면 무릎관절이 움직이는 범위가 제한됩니다. 무릎을 다 펴지 못하거나 완전히 구부리지 못하는 등 관절운동이 제한되면 걷거나 무릎을 쓰는 동작이 힘들어지지요. 이런 변화는 갑자기 찾아오지는 않지만 일단 무릎관절의 운동 범위가 제한되기 시작하면 원래의 무릎관절 운동 범위를 되찾기가 아주 어렵습니다.

지금 당장은 무릎관절이 제한 없이 자유롭게 움직인다 하더라도 관절운동을 시작해서 그 운동 범위를 유지할 필요가 있습니다. 이미 근육이 굳어서 운동 범위가 제한된 환자들도 늦었다며 포기하지 말고 무릎관절운동을 시작해야 합니다. 운동 범위가 더 줄어들지 않도록 말이지요.

무릎관절운동의 기본은 무릎이 다 펴지도록 쭉 펴는 동작과 무릎을 완전히 굽히는 동작입니다. 펼 때는 두 손으로 무릎을 눌러 적극적으로 펴고 굽힐 때도 발목 위에 두 손을 감아쥐고 당겨서 발뒤꿈치가 엉덩이에 닿도록 적극적으로 해야 합니다. 한쪽 발을 반대편 허벅지 위에 두고 무릎이 밖으로 돌아가는 무릎 외회전 운동과 더불어, 반대 방향으로 무릎을 접어서 무릎이 다리 안쪽을 향하게 하는 운동도 해야 합니다.

[사진 무릎2] 무릎관절운동

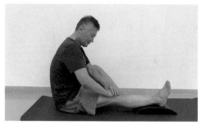

① 두 손으로 무릎을 눌러 무릎 뒤가 펴지도록 한다. 발목 뒤에 쿠션을 대고 하면 효과적이다.

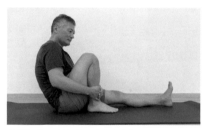

② 발목에 두 손을 대고 당겨서 발뒤꿈치가 엉덩이에 닿도록 무릎을 굽힌다. ①, ②는 무릎 뒤쪽이 아플 때 해야 하는 중요한 무릎관절운동이다.

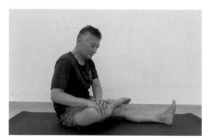

③ 반가부좌 자세로 반대편 허벅지에 발을 올리고 양손으로 무릎을 눌러준다.

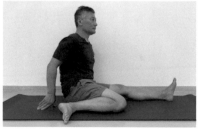

④ 무릎을 접어서 무릎이 안쪽을 향하게 한다. ③, ④는 한쪽 무릎부터 하기 시작하여 익숙해지면 두 무릎을 동시에 운동하는 것이 좋다.

무릎 통증을 치료하는 방법들은 환자 스스로, 아프고 괴로울 정도로 하는 것이 아주 중요합니다. 아플 때만 한시적으로 해서는 안 되고 증세가 나아지더라도 꾸준히 관리해야 하지요. 무릎은 시간이 갈수록 늙고 기능이 떨어지기 때문에 기계를 유지보수하듯 지속적으로 관리하는 것이 좋습니다.

❹ 지팡이 사용법

무릎이 너무 아파서 걷기가 힘들다면 지팡이를 사용하는 것도 좋은 방법입니다. 거추장스러워서 싫어하는 분들도 있지만 조금이라도 편하게 걸을 수 있다면 쓰는 것이 좋습니다.

우선 지팡이는 골반 옆에 나란히 둡니다. 지팡이를 몸보다 멀리, 앞쪽에 두고 사용하는 분들이 많은데 지팡이가 앞에 있으면 허리가 구부정하게 굽고 무릎을 구부린 채 걷게 됩니다. 이와 같은 전형적인 노인 걸음은 무릎 통증을 더 악화시키기 때문에 하지 말아야 합니다.

지팡이의 길이는 골반 옆에 뒀을 때 팔꿈치를 거의 다 펴서 쥘 수 있을 정도로 짧은 것이 좋습니다. 너무 길어서 팔꿈치를 많이 굽힌 상태로 지팡이를 짚으면 팔 힘을 효율적으로 쓸 수 없기 때문이지요. 노인 대부분이 긴 지팡이를 사용하지만 팔꿈치가 다 펴질 만큼 짧은 지팡이를 쓰면 팔 힘이 더 잘 전달되어 훨씬 수월하게 걸을 수 있습니다.

지팡이를 짚는 쪽은 아픈 쪽(혹은 두 다리를 비교했을 때 더 아픈 쪽) 다리의 반대편이 되어야 합니다. 걸음을 시작할 때는 지팡이와 아픈 쪽 다리를 한꺼번에 내딛으면서 뒤에 남아 있는 다리가 따라가는 식으로 걷습니다. 이렇게 하면 지팡이의 도움을 받아서 편하게 걸을 수 있습니다.

무릎이 아프면 값비싼 정밀검사나 돈이 많이 드는 치료를 해야 할 것 같지만 사실 이런 것들은 생각보다 필요하지 않은 경우가 많습니다. 무릎에 즉효라는 약이나 주사는 알고 보면 근본적인 치료제가 아니라 일시적인 진통제일 뿐이니까요. 약이나 주사로 관절염을 뿌리 뽑을 수 있다면 수많은 퇴행성관절염은 이미 다 사라졌어야 합니다. 무릎연골 재생에 효과적이라는 약들도 그렇고요. 무릎연골은 환자들의 무릎 증세를 일으키는 원인이 아니므로 연골 재생에 좋다는 약은 환자들에게 전혀 도움이 되지 않습니다. 연골 재생 타령을 하며 약을 파는 상황을 보면 의사로서 답답할 따름입니다. 무릎관절에 좋은 영양제도 마찬가지고요. 이런 제품들은 의학적 근거도 없거니와 아픈 무릎을 활기찬 무릎으로 바꿔줄 수는 더욱 없습니다. 낫고 안 낫고를 떠나서 무릎 통증으로 심신이 약해진 환자들이 혹시나 하는 마음에 이런 치료와 약에 매달리게 되는 것이지요. 근본적인 치료가 아니지만 당장은 증세가 좋아지는 스테로이드 치료나 국소마취 치료에도 반복해서 의지하게 되고요.

　하지만 앞서 말씀드렸듯 무릎 통증의 원인과 통증이 발생하는 위치는 환자 스스로 만져보며 직접 찾아낼 수 있습니다. 웬만한 치료도 환자가 직접 하는 것을 기본으로 해야 합니다. 무릎 통증은 의사가 알아서 고쳐주는 병이 아니라는 점을 기억하면서 소문난 의사나 유명 병원에서 권하는 값비싼 검사 또는 시술, 수술을 맹신하지 말아야 합니다.

　또한 통증을 호소하는 환자들의 무릎은 나이에 비해 건강하고 상태가 좋은 경우가 많습니다. 나이에 비해서 무릎이 건강하고 멀쩡한데도 병원에서 관절이 다 닳았다느니 연골이 하나도 없다느니 관절염 말기라느니 수술 외에는 방법이 없다느니 하는 절망적인 말들을 듣고 치료를 포기하다시피

하는 분들이 많습니다. 안타까운 현실이지요. 그래서 오히려 환자분의 무릎이 건강하고 좋다는 말씀을 드리면 놀라기도 하고 눈물을 글썽이는 분들도 있습니다. 이런 환자들이 스스로의 무릎을 진찰하고 고쳐내며 관리하는 과정을 이해하고, 치료 후 자신의 증상이 나아지는 것을 직접 경험하면 의아해하면서 묻습니다 '이렇게 멀쩡하게 나을 수 있는 무릎을 왜 그때 그 의사들은 가망이 없다며 겁을 줬을까요?' 라고 말이지요.

여러분의 무릎은 나이에 비해서 건강하고 좋은 상태인 경우가 훨씬 많다는 것을 다시 한번 기억하셨으면 합니다. 다만 나이가 들면서 점차 굳는 것은 어쩔 수 없는 현상이므로 이것만 조금 더 보완하고 관리하면 됩니다. 환자들의 무릎 증세는 퇴행성변화이기 때문에 세월과 함께 조금씩 진행된다는 사실을 기억하면서 지속적으로 무릎을 치료하고 관리하는 것이 정말 중요하지요. 상업적인 의사들의 절망적인 설명에도 겁먹을 필요가 없습니다. 스스로 자신의 무릎 하내측 부위를 확인하고, 두들기고, 냉찜질하고, 관절운동을 하면 대부분 좋아질 수 있음을 믿고 실천하는 것이 무엇보다 중요합니다.

Q&A
무릎에 대한 모든 것

만성 무릎 통증으로 수술을 권하는데 꼭 해야 할까요?

Q 오래된 무릎 통증 때문에 병원에서 수술을 권하는데 수술을 꼭 해야 할까요?

A 무릎 퇴행성관절염으로 오랫동안 치료를 했는데도 잘 낫지 않는 환자들에게 상업적인 의사들은 쉽게 수술을 이야기합니다. 수술이 간단하고 별일 아니라는 듯이 말이지요. 심지어 잘 낫지 않는 환자들에게만 수술을 권하는 것도 아닙니다. 병원에 처음 방문한 증세가 심하지 않은 환자에게도 당장 비싼 MRI 검사를 시키고 수술을 권하기도 하니까요.

물론 수술이 필요한 경우에는 수술을 해야 합니다. 문제는 수술 없이도 얼마든지 나을 수 있는 환자에게도 무조건 수술을 권하는 경우가 너무 많다는 것이지요. 저의 경험에 근거해 말씀드리면, 진료실에서 만나는 환

자 대부분은 수술이 필요 없는 분들이었습니다. 정말 수술이 필요한 환자는 0.1~0.2% 정도였지요. 1,000명의 환자를 진찰했을 때 한두 분쯤이 수술이 필요한 경우였습니다. 더군다나 연세가 있으신 환자분들은 수술이 필요한 상태라도 오히려 체력적으로 힘들 수 있어서 수술을 하지 않기도 합니다. 제가 진료실에서 만난 환자들이 우연히 증세가 심하지 않았던 것일 수도 있지만 다른 병원에서 수술 말고는 방법이 없다는 진단을 듣고 온 환자들까지 포함해서 나온 수치이므로 신뢰할 수 있는 통계라고 생각합니다.

타 병원에서 수술을 권유받고 혹시나 하는 마음에 진료실을 찾아온 환자들을 보면 깜짝 놀랄 정도로 무릎이 건강하고 좋은 상태인 분들이 대부분이었습니다. 그래서 오히려 제가 '정말 수술을 권유받으셨나요?'라고 반문하는 경우도 많았지요. 이런 분들에게 '환자분의 무릎은 아무 문제 없으니 걱정하지 않으셔도 됩니다. 충분히 나아질 수 있습니다'라고 설명하면 어리둥절해 하는 분들이 대다수였습니다. 그러고는 이내 어린아이처럼 좋아하며 희망을 가득 안은 얼굴이 되지요. 치료 시작 단계부터 환자들의 이런 긍정적인 변화를 함께 느끼는 것은 저에게도 큰 기쁨이고 즐거움입니다.

수술을 각오하고 온 환자들에게 무릎 통증의 진짜 원인이 근육과 힘줄의 긴장이라는 것을 알려주고, 증세가 있는 무릎 하내측 부위를 스스로 치료할 수 있도록 방법을 설명한 다음 몇 주가 지나면 대부분의 환자들이 놀랄 정도로 좋아져서 돌아옵니다. 이처럼 수술을 하지 않아도 얼마든지 증세가 호전될 수 있으니 무조건적인 무릎 수술은 받지 않는 것이 좋습니다.

무릎 수술이 필요한 경우

✓ 무릎관절이 90도 이상 굽혀지지 않아서 좌식 생활이 힘든 경우
✓ 무릎관절이 20~30도 이상 다 펴지지 않아서 보행이 힘든 경우
✓ O자형 변형이 심해서 뒤뚱거리는 걸음 때문에 보행이 불편한 경우 등

연골판이 파열되면 수술을 해야 하나요?

Q 젊은 나이인데도 무릎이 아파서 병원에 갔더니 연골판 파열이라며 수술을 권합니다. 어떻게 해야 할까요?

A 무릎연골이 무릎의 통증이나 기타 증세와 무관한 것처럼 무릎관절의 연골판도 환자들의 무릎 증세와는 전혀 관계없는 해부학적 구조물입니다. 무릎관절 아래쪽에 위치한 말랑말랑한 연골판은 무릎 충격 흡수, 매끄러운 관절운동, 운동 범위 안정성 등에 관여하는 구조물입니다. 연골판은 말랑거리고 매끈하지만 가끔 바람에 날리는 깃발처럼 안쪽 끝이 너덜거리기도 하고 조그만 틈이 생기기도 하지요. 연골판의 안쪽 끝이 너덜거리거나 작은 틈이 생겼다고 해서 연골판의 원래 기능에 문제가 생기는 것은 아닙니다. 이 때문에 무릎 통증이 생기지도 않고요. 그런데 문제는 이런 멀쩡한 무릎연골판이 잘못되었다고 하는 경우입니다. 연골판의 정상적이고 사소한 변화를 연골판이 찢어졌다거나 파열되었다며 당장 수술을 해야 한다는 등 과한 치료를 권유하는 것이 문제인 것이지요.

젊은 환자들의 무릎 통증도 노인들과 마찬가지로 무릎 하내측 부위의 연부조직이 두꺼워지고 굳으면서 생깁니다. 그래서 이 부위들을 두들겨주어야 하고 고정된 자세로 오래 앉아 있거나 서 있는 등 무릎에 긴장을 가져오는

동작을 가급적 피해야 합니다. 무릎을 굽히고 펴는 운동으로 관절을 늘 부드럽게 만들어주어야 하고요.

여러분이 기억하셔야 할 아주 중요한 결론은 무릎연골판 수술을 함부로 해서는 안 된다는 것입니다. 연골판 파열이라는 진단을 받고 수술을 했음에도 증세가 호전되지 않는 환자들을 수없이 많이 봐왔습니다. 환자들의 증세는 연골판과는 아무런 관계가 없으니 연골판 수술을 해도 당연히 결과가 안 좋을 수밖에 없지요. 연골판의 정상적인 변화를 연골판 파열이라는 병명과 무차별적인 수술로 대체하는 우를 범하지 말아야 합니다.

무릎 두들기기 치료는 어느 부위에 해야 효과적인가요?

Q 무릎 두들기기 치료는 하내측 부위에만 하는 건가요 아니면 다른 곳도 두들겨줘야 하는 건가요?

A 무릎 통증의 호발부위인 무릎 하내측 부위를 중점적으로 두들겨주면 됩니다. 무릎 하내측 부위를 직접 눌러 확인해 보면 한 군데가 아니라 여러 군데가 아픈 경우가 많습니다. 제일 아픈 부위부터 두들겨서 치료하고 나머지 아픈 곳도 점진적으로 관리를 해주면 통증 완화에 도움이 되지요. 무릎의 하내측 부위 외에도 환자들마다 무릎이 제일 아픈 곳이 다를 수 있습니다. 무릎 안쪽의 아랫부분

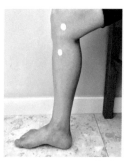

[사진 무릎3] **무릎 안쪽 상하측 통증 호발부위**

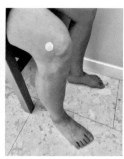

[사진 무릎4] **무릎 슬개골 상외측 통증 호발부위**

과 윗부분, 무릎 슬개골 바깥쪽 윗부분 등도 깊게 눌러보면 통증이 느껴질 때가 있습니다. 이런 부위들도 마찬가지로 두들기기, 냉찜질 등의 치료를 하면 됩니다.

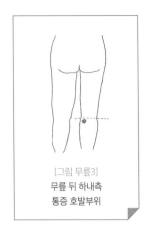

[그림 무릎3]
무릎 뒤 하내측
통증 호발부위

무릎 뒤쪽에 통증을 호소하는 분들도 있는데 이때는 주로 무릎 뒤쪽 하내측 부위가 아픈 것입니다.^{그림 무릎3} 무릎 뒤쪽은 좁고 깊어서 두들기기로는 안 되고 지압봉으로 아픈 부위를 찌르듯이 눌러야 효과적으로 치료할 수 있습니다. 무릎 뒤쪽이 굳으면 일시적으로 관절운동이 제한됩니다. 그래서 무릎을 완전히 펴는 운동과 특히 뒤꿈치가 엉덩이에 닿을 정도로 무릎을 완전히 접는 운동을 해야 하지요. 세기는 고통스러울 정도로 하는 것이 좋습니다. 무릎 뒤쪽에 통증이 느껴지는데도 치료를 하지 않으면 관절이 쉽게 굳으므로 지압봉으로 눌러주기를 하여 근육을 풀어주는 것이 좋으며, 무릎 운동을 병행하면 더 쉽게 효과를 볼 수 있습니다.

무릎이 아픈데 걷기운동을 해야 할까요?

Q 무릎이 아파 죽을 지경인데 병원에서는 자꾸 걷기운동을 하라고 합니다. 아파도 걷기운동을 해야 할까요?

A 무릎이 아플 때는 꼭 필요한 경우가 아니면 걷지 않는 것이 좋습니다. 고장 나고 문제가 생긴 기계를 함부로 사용하기보다는 정비하고 제대로 작동하도록 고친 다음 사용해야 하는 것처럼 무릎도 고장이 나서 증세가 있

는 경우에는 치료를 마친 후에 걷기운동을 해야 합니다. 고장 난 기계를 무리하게 사용하면 결국에는 더 망가져서 아예 못 쓰게 되는 것과 마찬가지로 무릎도 아픈 상태에서 억지로 걸으면 상태가 악화되기 때문입니다. 그런데 의사들은 왜 무릎이 아파서 걷기 힘든 환자에게 걷기를 권할까요? 마치 걷기가 좋은 치료법인 양 말이지요.

이해하기는 힘들지만 제가 추측하는 이유는 남들이 걷기가 몸에 좋다고 하니까 의사들도 구체적인 근거 없이 덩달아 강권하는 것이라 생각합니다. 다리가 건강한 사람들에게나 걷기운동이 좋지, 무릎이 아픈 환자에게는 무턱대고 걷는 것이 오히려 독이 될 수 있습니다. 따라서 무릎을 잘 관리하여 증세가 좋아지고 난 다음에 걷기운동을 시작하는 것이 좋지요. 관리가 필요한 상황에서 대뜸 걷기부터 하면 무릎에 무리가 됩니다. 특히 1시간씩 쉬지 않고 걸으면 무릎의 근육과 힘줄이 지쳐서 통증이 더 심해집니다. 그래서 15분 정도 걷고 5분간 쉬면서 주먹으로라도 무릎을 두들겨주고 천천히 무릎을 펴고 굽히는 운동으로 긴장을 풀어준 후 다시 걷는 것이 좋습니다. 이렇게 걷기 15분, 휴식 5분으로 나눠서 1시간 동안 걷는 것이 가장 이상적입니다.

무릎이 아픈 환자는 아픈 무릎 쪽에 힘이 많이 실리지 않도록 걸어야 합니다. 그러기 위해서는 아픈 쪽 다리를 먼저 내딛고 나서 건강한 쪽 다리가 뒤따라가듯이 걸어야 하지요. 그래야 아픈 무릎에 힘이 실리지 않아 안전하고 편안하게 걸을 수 있습니다. 아픈 다리를 먼저 내딛으면 무릎이 펴진 상태로 걸을 수 있고 무릎이 펴져야 다리가 체중을 이기고 버티기가 쉬워집니다. 두 다리를 번갈아 가며 모두 사용하기보다는 아픈 무릎 쪽 다리만 사용한다는 생각으로 걸으면 훨씬 편하게 느껴질 겁니다.

한쪽 다리만 아플 때 두 다리로 걸음의 균형을 유지하려고 하면 불안정하고 균형이 잡히지 않아서 비틀대고 절룩거리게 됩니다. 아픈 쪽 다리를 먼저 내딛으며 주도하듯이 균형을 잡으면 비틀거리거나 절룩거리지 않고 수월하게 걸을 수 있지요. 양쪽 무릎이 아플 때에는 더 아픈 쪽 다리를 먼저 내딛으면서 같은 방법으로 걸으면 됩니다.

대부분의 환자가 11자 걸음을 올바른 걸음이라고 착각하지만 이는 자세를 불안정하게 만들기 때문에 걸을 때 몸이 흔들리기 쉽습니다. 아픈 다리를 먼저 내디딜 때 발이 약간 밖으로 향하는 팔자걸음을 하면 오히려 자연스럽게 무릎을 펴고 버틸 수 있어 훨씬 안정적으로 걷게 됩니다. 11자 걸음은 해부학적으로 안정감을 주는 자세(발이 바깥쪽을 향해 10~15도 정도 벌어진 자세)보다 불안정하기 때문에 걷다 보면 발이 중심보다 안으로 향하게 됩니다. 그러다 보면 무릎이 구부러지고 발목도 안쪽으로 회전하면서 자세가 불안해지지요. 따라서 억지로 11자로 걸으면 무릎과 발목 모두에 무리가 됩니다. 다만 다리 근육의 힘이 좋고 건강한 사람은 11자로 걸어도 괜찮습니다.

CHECK

걸을 때 뒤꿈치를 먼저 닿게 하고, 그다음 새끼발가락 마지막은 엄지발가락이 닿도록 하는 것이 좋다고 아는 분들이 많습니다. 하지만 이런 설명은 현실적으로 맞지 않습니다. 안 그래도 무릎이 아프고 근육과 힘줄이 약해진 환자들이 발바닥 전체에 체중을 싣지 못하면 뒤뚱거리거나 흔들리면서 걷기가 힘들어지기 때문이지요. 발바닥이 지면에 닿을 때는 발의 모든 면이 동시에 다 닿도록 사뿐히 내딛어야 합니다. 발바닥의 일부만 내디뎌서 걸으면 발바닥에 체중이 고루 실리지 않아 걸음이 불안정해지므로 지면에 닿는 발바닥의 면적을 넓히는 것이 좋습니다. 그래야 안정적으로 걸을 수 있습니다.

골다공증이 있는 할머니도 두들기기 치료가 가능한가요?

Q 골다공증이 있는 할머니들은 뼈가 약하실 텐데 두들기기 치료를 해도 될까요? 뼈가 잘못되면 어쩌죠?

A 연세가 있는 환자분도 두들기기 치료를 할 수 있습니다. 두들기면서 뼈가 부러지는 일은 없으니 걱정 말고 두들겨주세요. 오히려 환자분이 느끼기에 뼈가 부러질 것 같은 강도로 두들겨야 효과를 볼 수 있습니다.

노인성 골다공증이 있더라도 일상생활을 하다가 뼈가 부러지지는 않습니다. 넘어지며 엉덩방아를 찧거나 손을 짚으며 넘어지는 등 뼈에 빠르고 강한 충격이 가해져야 뼈가 부러집니다. 이런 경우에는 나이나 골다공증 유무에 상관없이 골절이 생길 수 있지요. 다만 나이 든 여성들은 상대적으로 남자들보다 뼈가 더 약하기 때문에 골절의 빈도가 높은 것뿐입니다. 노인성 골다공증이 있으면 뼈가 약해져서 쉽게 부러진다고 겁을 주는 의사들의 말이 일부는 맞습니다. 하지만 일상생활에서 그리 쉽게 골절되는 경우는 드물기 때문에 크게 걱정하지 않으셔도 됩니다. 그렇다면 의사들이 말하는 골다공증의 기준은 무엇일까요?

노인성 골다공증이 있다는 환자들에게 무엇에 비해서 혹은 어떤 기준에 근거해서 자신의 골밀도가 낮은지 물어보면 대부분은 잘 모른다고 답합니다. 병원에서 시키는 대로 골밀도 검사를 한 다음 의사가 골밀도가 낮다며 골다공증이라고 하니까 골다공증 환자가 되어버린 것이지요. 의사들이 내리는 골다공증 진단은 30대 전후 인생 최고 골밀도를 가진 건강한 젊은 남성의 골밀도 수치를 기준으로 합니다. 성별을 불문하고 30세 전후의 건강한 젊은 남자와 비교를 하면 누구든 골밀도, 근육량, 관절의 부드러움 등이 모두 떨어집니다. 하물며 50세 전후의 폐경기를 지나면서 골밀도가 급격히 낮아진 여성들은 어떨까요?

사실 30세의 건강하고 튼튼한 뼈를 가진 젊은 남자와 5·60대 여성의 뼈를 비교한다는 것 자체가 말이 되지 않습니다. 그래서 의사들이 여성 노인들에게 골다공증 진단을 내리는 것은 왜 30세의 젊고 건강한 남자만도 못한 몸이냐고 따지는 것과 같습니다. 이런 기준이면 나이든 여성들은 누구나 골다공증 환자가 될 수밖에 없는 것이지요. 그렇다면 여기서 궁금한 점 한 가지, 골다공증 치료를 하면 골밀도가 높아질까요?

결론부터 말씀드리면 전혀 그렇지 않습니다. 처음 치료를 시작할 때는 반짝 높아질 수 있지만 골밀도가 지속적으로 증가하지는 않습니다. 이럴 때 의사들이 내놓는 변명은 골밀도 증가의 효과는 없지만 나이가 들면서 정상적으로 진행되는 골감소 속도는 늦출 수 있다는 것입니다. 과연 그럴까요? 솔직히 말씀드리면 그런 효과도 없습니다. 정말 그렇다면 어째서 수많은 환자들이 골다공증 치료를 계속할까요? 골다공증 치료의 수혜자는 거대 제약회사와 의사입니다. 생각보다 좋은 환자들의 상태에 맞춰 치료가 이루어지는 것이 아니라, '그들'의 배를 불리기 위해 치료가 계속되고 있는 것이지요. 애석하게도 지금의 의료 환경에서 '골다공증 치료'라는 거대한 흐름에 개인이 맞서기는 무리입니다. 그래서 작은 목소리이긴 하지만 계속 환자들에게 알려서 한 명이라도 골다공증 치료의 진실을 깨닫고 거기서 빠져나오도록 하는 것이 제 소임이라 생각합니다. 이 책을 읽고 있는 여러분 중 골다공증 치료를 받는 분이 계시다면 필요 없는 치료를 하는 것은 아닌지 한 번쯤 의심해 보시기를 부탁드립니다.

무릎연골이 안 좋아서 무릎에서 소리가 나는 걸까요?

Q 무릎에서 나는 소리는 연골이 닳아 없어지는 경고음이라고 하던데, 정말 그런가요?

A 무릎연골은 맷돌로 콩을 갈듯 마찰계수를 높여서 무언가를 갈아내는 구조물이 아닙니다. 오히려 마찰계수가 0인 구조물이지요. 그래서 무릎 주변에서 갑자기 '뚝' 하고 나는 큰 소리는 연골과 무관합니다. 무릎을 움직일 때 무릎 주위의 힘줄이 튕겨지는 소리일 뿐입니다.

간혹 무릎을 천천히 움직일 때 '뚝' 소리보다 작게 사그락거리는 소리가 나거나 그런 느낌이 드는 경우가 있습니다. 이것은 무릎 앞을 덮고 있는 넓고 탄력 있는 연부조직에 긴장이 쌓여 부드러움이 없어진 상태에서 무릎 앞쪽 뼈를 넓게 스쳐 지나갈 때 마찰되며 나는 소리입니다(헬스장 파워 레그 프레스 머신에서 중량을 싣고 발판을 밀 때 무릎 앞쪽에서 이런 마찰음을 느낄 수 있습니다). 이런 소리는 무릎 앞 전체를 반복적으로 부드럽게 두들겨서 유연하게 해주면 자연히 사라집니다. 그러니 무릎에서 나는 소리가 연골과 관련되었다는 말은 무시하십시오. 열심히 두들겨서 소리를 없애면 그뿐입니다.

앉았다 일어서거나 계단을 오르내릴때 무릎이 아픈데 연골이 닳아서 그럴까요?

Q 가만히 있을 때는 무릎이 아프지 않지만 앉았다 일어서거나 계단을 오르내릴 때 아프고 힘이 듭니다. 무릎연골이 다 닳아서 그럴까요?

A 이 증세는 무릎연골과 아무 상관이 없습니다. 앉았다 일어서기, 계단 오르내리기를 할 때는 평지를 걸을 때보다 세 배 이상의 힘이 들어가는데

이런 움직임이 어렵고 통증이 생기는 이유는 안 그래도 세 배 정도 힘이 더 필요한 상황에서 환자들의 약한 무릎 근육과 힘줄이 하중을 견디지 못하기 때문입니다. 어찌 보면 이런 상황이 오히려 연골과 무릎 통증이 무관하다는 증거가 될 수 있습니다. 가만히 있을 때는 멀쩡하던 연골이 앉았다 일어서거나 계단 오르내리기를 한다고 갑자기 닳을 수는 없으니까요.

무릎이 아픈 환자들은 무릎 근육과 힘줄이 굳어 있고 그 힘도 약한 상태입니다. 그래서 자기 몸무게를 감당하며 일어나거나 앉는 동작이 힘들 수밖에 없지요. 이런 동작은 환자들의 굳은 무릎과 근육, 힘줄에 심한 긴장을 가져와 통증을 유발합니다. 그래서 무릎이 아픈 환자들은 무릎 근육과 힘줄을 거의 사용하지 않으면서 앉고 일어서는 동작을 해야 하지요. 그런데 과연 무릎을 쓰지 않고 앉거나 일어서는 동작이 가능할까요?

조그마한 무릎을 사용하는 대신 커다란 엉덩이 근육을 사용하면 가능합니다. 엉덩이를 잘 이용하려면 앉았다 일어날 때 인사하듯이 앞으로 숙이는 자세를 먼저 하는 것이 좋습니다. 의자에서 일어날 때는 머리를 앞으로 숙여 인사하는 동작을 한 다음 머리를 들지 말고 계속 숙인 자세에서 무릎이 다 펴질 때까지 엉덩이를 위로 올립니다. 그러고 나서 무릎을 펴고 고개는 숙인 자세에서 허리, 머리를 들어 올려 몸을 완전히 바로 세웁니다. 서 있다가 앉을 때도 무릎을 편 채 앞으로 깊게 인사를 해 몸을 숙인 다음, 그 자세를 계속 유지하며 착륙하는 느낌으로 엉덩이를 의자에 대고 앉습니다. 다음 페이지의 사진을 보면 보다 쉽게 이해하실 수 있을 겁니다.

[사진 무릎5] 엉덩이 근육을 사용하여 일어서고 앉는 방법

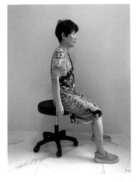

① 의자에 바르게 앉은 자세에서 시작한다.

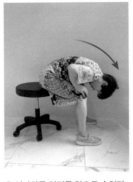

② 인사하듯 허리를 앞으로 숙인다.

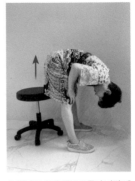

③ 머리를 숙인 채로 무릎이 펴질 때까지 엉덩이를 위로 들어 올린다.

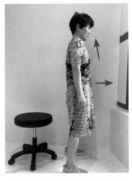

④ 허리를 펴고 일어선다. 마지막에 무릎 뒤를 펴고 골반을 앞으로 민다.

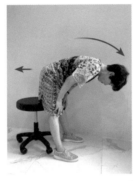

⑤ 서 있다가 앉을 때도 무릎을 편 상태에서 인사하듯이 허리를 앞으로 숙인다.

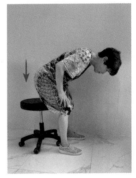

⑥ 머리를 숙인 채 엉덩이를 착륙시키듯이 앉는다.

이렇게 하면 무릎에 힘을 들이지 않고 큰 엉덩이 근육을 이용할 수 있어서 무릎이 아픈 환자들도 쉽게 일어서고 앉을 수 있습니다. 평소에 이 동작을 반복 연습하면 엉덩이 근육 활성화에도 도움이 되지요. 이것이 익숙해지면 의자 없이 허공에서 앉았다 일어서기에도 도전해 봅시다. 허공에서 앉았다 일어서는 연습을 하면 무릎 통증 없이 다리를 튼튼하게 할 수 있습니다. 뿐만 아니라 다리의 균형감각까지 발달시키는 효과가 있어 안정적으로 걸을

수 있게 됩니다. 한마디로 허공에서 앉았다 일어서는 운동은 무릎이 아픈 사람들도 안전하게 할 수 있는 근력운동입니다. 또한 의자에서 일어나는 마지막 단계에서 몸을 바로 세우고 섰을 때 골반을 앞으로 미는 느낌으로 엉덩이 근육에 힘을 주고 서 있는 마무리 동작(42쪽 사진 ④)은 서 있을 때의 올바른 기본자세입니다. 엉덩이를 사용해서 일어나고 엉덩이로 버티고 서 있고 다리보다는 엉덩이로 밀면서 걸으면 훨씬 안정감 있게 움직일 수 있습니다. 평지 보행보다 세배 이상의 힘이 필요한 계단 오르내리기도 마찬가지입니다.

계단을 오르내릴 때 무릎에 힘이 들어가지 않게 하려면 아픈 무릎을 편 상태에서 움직여야 합니다. 계단을 오를 때는 덜 아픈 쪽 다리를 먼저 올려 딛은 다음 아픈 쪽 다리를 편 채로 계단에 올리면 됩니다. 이렇게 하면 무릎에 불편한 느낌 없이 계단을 오를 수 있지요. 계단을 내려갈 때는 오를 때와 반대로 아픈 쪽 다리를 펴서 먼저 내려놓고 덜 아픈 쪽 다리가 따라 내려가도록 합니다. 무릎을 굽힌 채로 움직이면 근육과 힘줄이 많이 긴장하게 되면서 갑자기 심한 통증으로 주저앉게 될 수도 있습니다. 이때는 몸과 무릎을 더 웅크리거나 굽히지 말고 다시 쭉 펴고 서야 합니다. 그래야 다시 편하게 걸을 수 있습니다.

CHECK

엉덩이를 이용해서 일어나고 앉는 방법도 사실은 무릎을 다 편 상태에서 몸을 일으키고 앉는 방법입니다. 무릎이 건강하고 근육과 힘줄의 힘이 좋을 때는 무릎을 구부리고 허리를 숙인 자세로 의자에서 일어나고 앉아도 됩니다. 하지만 이런 자세로 앉고 서는 것은 허리와 무릎에 힘이 많이 들어가기 때문에 연세가 있거나 허리, 무릎에 문제가 있는 분들은 무릎을 펴고 최대한 엉덩이를 사용해서 움직이는 습관을 들이는 것이 좋습니다.

오래 앉아 있다가 일어날 때 무릎이 아픈 것도 연골 때문인가요?

Q 영화관에서 오래 앉아 있다가 갑자기 일어나면 무릎이 너무 아픕니다. 병원에서는 연골이 많이 닳아서 그렇다는데 정말인가요?

A 이런 증세도 무릎연골과는 아무 상관이 없습니다. 움직임 없이 고정된 자세를 오래 유지하면 근육과 힘줄에 긴장이 쌓입니다. 근육과 힘줄은 늘어나고 줄어드는 반복 운동을 하면서 부드러워지고 좋은 상태를 유지하는데, 무릎을 굽힌 채 오랫동안 의자에 앉아 있으면 근육과 힘줄이 늘어난 상태로 긴장을 하게 됩니다. 그러다가 갑자기 일어나는 순간 무릎 근육의 길이가 빠르게 줄어들면서 무릎에 통증이 생기는 것이지요. 그래서 장시간 앉아 있다 일어날 때는 미리 무릎을 천천히 굽혔다 펴면서 시동을 걸듯이 움직이는 것이 좋습니다. 부드럽게 시동을 걸고 나서 천천히 일어나면 무릎이 아프지 않습니다. 더 안전하게 일어나려면 엉덩이를 사용하면 되고요.

고정된 긴장이 장시간 계속되는 상황이나 오래 걷기 같은 똑같은 움직임이 장시간 반복될 때도 근육에 긴장이 쌓여 통증이 생길 수 있습니다. 이런 상황에서는 가능하면 중간에 무릎을 한 번씩 움직여주거나 반복적인 움직임을 멈추어 근육과 힘줄의 긴장을 풀어주는 것이 좋습니다.

오래 서 있으면 무릎이 아픈 이유가 무엇인가요?

Q 오래 서 있으면 무릎이 아프고, 싱크대 앞에만 서면 무릎이 더 아픈 것 같아요. 대체 왜 그런 걸까요?

A 누구나 오래 서 있으면 무릎이 아픕니다. 우리 몸의 근육과 힘줄을 무한하게 사용할 수 없기 때문이지요. 근육과 힘줄은 30~40분 정도 계속되는

긴장을 견딜 수 있지만 그 시간이 넘어가면 근육과 힘줄에 피로가 쌓이면서 통증이나 불편한 느낌이 듭니다. 싱크대 앞에 서 있는 동작은 단순히 서 있는 것이 아니라 집중해서 일을 하는 것이기 때문에 근육과 힘줄에 긴장이 쌓여서 짧은 시간에도 무릎에 통증과 피로감이 나타나는 것이지요.

이런 상황을 좀 더 자세히 관찰해 보면 무릎을 다 펴지 않고 서 있는 경우가 대부분입니다. 싱크대 앞에 서면 높이를 맞추기 위해 허리와 무릎을 구부리기 쉽습니다. 무릎을 완전히 펴고 버티듯이 서 있는 것과 무릎을 굽힌 채로 서 있는 자세에는 엄청난 차이가 있지요. 앞에서 배운 '엉덩이 사용법으로 일어섰을 때'의 마무리 동작처럼 무릎을 펴고 엉덩이 힘으로 버텨야 무릎과 다리에 불편한 느낌이 들지 않습니다. 싱크대 앞에서 일을 할 때는 아무 생각 없이 서 있지 마시고 무릎을 편 채 엉덩이를 뒤로 빼고 허리를 곧게 펴서 앞으로 조금만 숙여보세요. 그렇게 하면 오래 서 있어도 허리와 다리가 불편하지 않습니다.

무릎 통증 환자 중 유달리 여성이 많은 것 같은데 왜 그런가요?

Q 병원에 가보면 무릎 통증 환자 대부분이 여성인 것 같아요. 그 이유가 무엇인가요?

A 실제로 진료실에서 만나는 무릎 통증 환자의 80~90%는 여성 환자들입니다. 어째서 무릎 통증은 남성보다 여성에게 압도적으로 많이 나타날까요? 여자는 무릎관절의 연골이 원래 잘 닳아 없어지고 남자들은 잘 닳지 않기 때문일까요?

여성 환자에게 더 흔히 무릎 통증이 나타나는 근본적인 이유는 여성이 남성보다 약한 근육을 갖고 태어나고 근육이 더 빠르게 늙으면서 기능이 더 쉽게 떨어지기 때문입니다. 약해진 허벅지와 무릎 근육 때문에 여성에게서 무릎 슬개골 하내측 부위에 퇴행성변화가 더 자주, 더 빠르게 진행되어 남성보다 여성 환자들이 많이 생기는 것이지요. 따라서 특히 여성분들은 무릎 관리에 더 신경을 써야 합니다.

비가 오거나 흐린 날씨에 무릎이 아픈 이유는 무엇인가요?

Q 비가 오거나 흐린 날씨에 무릎이 더 아픈 것 같은데 개인적인 생각일까요? 아니면 실제로 더 아픈 걸까요?

A 날씨가 궂을 때 통증이 심해지는 듯한 이유는 다음과 같습니다. 보통 저기압 상태에서 흐리거나 비가 오지요? 우리는 늘 일정한 기압 속에 살기 때문에 평소에는 기압의 영향을 잘 느끼지 못하지만 저기압 상태가 되면 기압 변화에 따라 우리 몸에서도 변화를 느끼게 됩니다. 저기압이 되면 우리 몸을 누르고 있던 압력이 없어지면서 몸이 부풀어 오르는 것처럼 변합니다. 일반적인 기압에 적응된 근육과 힘줄들이 원래의 탄력을 잃고 부어오르는 것처럼 말이지요. 기압이 낮은 고산지대에 질소 포장된 과자를 가져가면 부풀어 오르는 것과 같은 이치입니다. 무릎 통증이 있던 환자들은 저기압이 되면 무릎 주위 근육과 힘줄이 더욱 뻑뻑하게 굳고 순환도 잘 되지 않아 평소보다 더 심한 통증을 느끼게 됩니다. 저기압이라서 무릎연골이 더 닳기 때문에 통증이 생기는 것이 아닙니다. 이런 현상은 나이, 성별과 상관없이 모든 사람에게 나타납니다. 귀찮더라도 흐린 날이나 비 오는 날에는 체조와 두들기기를 자주 해서 몸을 부드럽게 해보세요. 움직임이 한결 편해질 겁니다.

꿈의 진료실에서는
이렇게 치료합니다

- 60대 환자 -

◆ 꿈의 진료실 1일차

의 사　　"어디가 불편하세요?"

환 자　　"오른쪽 무릎이 아파서 왔어요. 아픈 지 몇 년 되어서 그동안 좋
　　　　다는 치료를 다 받아보고 병원도 안 가본 데가 없을 정도인데 좀
　　　　처럼 낫지를 않네요. 너무 힘듭니다."

의 사　　(환자를 진찰대에 눕게 한 다음 환자의 무릎을 움직여보고 만져본다) "진료에
　　　　앞서서 우선 환자분이 아셔야 될 것이 있습니다."

환 자　　(걱정하는 표정으로) "네?"

의 사　　"환자분의 무릎은 나이에 비해서 건강한 상태입니다. 이 사실을
　　　　꼭 기억하고 치료를 해나간다면 얼마든지 좋아질 수 있습니다."

환 자	(놀라며) "좋은 무릎이라고요? 다른 여러 병원에서는 연골이 다 닳아서 관절염 말기라던데요? 수술 말고는 방법이 없다고 했어요. 그래서 수소문 끝에 여기까지 왔는데…"
의 사	"물론 최전성기의 무릎 상태는 아니지만 60대 기준으로는 아주 건강한 무릎입니다. 조금만 노력하면 몰라보게 좋아질 수 있어요."
환 자	"정말 좋아질 수 있을까요?"
의 사	"무릎에서 아픈 부위를 정확하게 찾아내고 그 원인을 이해하면 쉽게 치료할 수 있습니다. (환자 무릎 앞쪽 하내측 부위를 손으로 깊이 누른다) 지금 제가 누르는 여기가 아프지요?"
환 자	"아야! 네, 거기가 아파요."
의 사	"여기가 바로 환자분이 중점적으로 치료하고 관리해야 할 부위입니다. 허벅지를 위에서 잘 보면 무게중심 축이 무릎 안쪽을 향한다는 사실을 알 수 있습니다. 그래서 무릎 하내측 부위에 힘이 많이 실리면서 이 부위에 긴장이 누적되어 두꺼워지고 굳는 것이지요. 그러면서 부드러움이 없어지고 통증이 생기는 거예요. 간단하지요?"
환 자	"네? 그러면 연골이 닳아서 아픈 게 아닌가요?"
의 사	"지금 단계에서는 제 설명을 받아들이기가 쉽지 않으시겠지만 무릎 퇴행성관절염의 원인은 연골과는 전혀 관계가 없습니다. 지금 설명하는 무릎 하내측 부위의 근육과 힘줄 같은 연부조직이 원인이에요. 두꺼워지고 굳어서 통증을 일으키는 이 부위를 부드럽게 하는 것이 치료 방법이고요. 치료 원리도 간단하지요? (바닷가 몽돌을 보여주며) 이런 몽돌을 이용해서 무릎 앞 하내측 부위를 두들겨서 부드럽게 하면 됩니다(몽돌로 두들기기 시범을 한다)."

환 자 "악! 너무 아픕니다. 에구!"

의 사 "북엇국 좋아하시나요? 마른 명태를 두들겨서 부드러운 북어포를
만드는 것과 같은 원리라고 생각하면 쉽습니다. 두꺼워지고 굳은
부위를 두들겨서 부드럽게 해주는 것이지요. 처음에는 너무 아프
고 멍도 들 거예요. 쉽진 않겠지만 참고 계속하면 증세가 확실히
좋아질 겁니다."

환 자 "힘들 것 같지만 그래도 해보겠습니다."

의 사 "이제 무릎 양쪽 앞을 비교해서 손바닥을 대볼까요? 어떤 차이가
느껴지십니까?"

환 자 "잘 모르겠는데요?"

의 사 "양쪽을 비교해 보면 아픈 쪽이 훨씬 더 뜨겁고 열이 많이 날 겁
니다. 다시 만져보시겠어요?"

환 자 "그렇네요, 정말 열이 많이 나네요."

의 사 "오래되거나 무리하게 사용된 엔진에서 심하게 열이 나는 것처럼
사람의 무릎도 성능이 떨어지면 열이 납니다. 과열된 엔진을 냉각
시키듯이 열이 나는 무릎에 냉찜질을 해서 식혀주는 것도 중요한
치료 방법이에요. 대부분의 환자들은 냉찜질만 해도 증세가 훨씬
좋아집니다."

환 자 "지금까지는 다른 데에서 시키는 대로 온찜질을 했는데 듣고 보니
냉찜질을 하는 게 맞겠네요."

의 사 "두들기기, 냉찜질과 함께 무릎을 펴고 굽히고 안과 밖으로 회전
하는 무릎 운동도 병행해야 합니다. 지금은 자유롭게 무릎을 움
직일 수 있지만 관리하지 않으면 관절이 굳을 수 있어요. 힘들더라

도 무릎관절운동을 하셔야 합니다."

환 자　"네, 잘 알겠습니다!"

의 사　"말씀드린 무릎 두들기기, 냉찜질, 관절운동 등의 치료는 누가 할
　　　수 있을까요?"

환 자　"네? 누가…요? 제… 제가 해야겠죠?"

의 사　"오늘 알려드린 내용 중 제일 중요한 것은 방금 말씀드린 '내 무릎
　　　은 내가 치료한다'입니다. 그리고 퇴행성변화는 평생 동안 진행되
　　　니 한시적으로 치료하고 끝낸다기보다는 계속 관리하고 유지한다
　　　고 생각하셔야 해요. 환자분 스스로 관리하셔야 하니 고치고 끝
　　　낸다는 생각으로 이곳에 온다기보다는 배우고 경험하러 온다고
　　　생각해 주시면 좋겠습니다."

환 자　"네, 그렇게 하겠습니다!"

◆ 꿈의 진료실 2일차

환 자　"안녕하세요."

의 사　"네, 안녕하세요. 어제보다 걸음이 한결 가벼워지셨네요. 좀 두들
　　　겨 보셨습니까?"

환 자　"두들기기는 너무 아파서 조금만 해봤고 냉찜질은 많이 했습니다.
　　　냉찜질만 했는데도 상태가 훨씬 좋아진 것 같아요. 신기합니다!"

의 사　"두들기기도 열심히 하시면 더 좋아질 수 있습니다. 오늘은 올바
　　　른 걸음에 대해서 알려드릴게요. 우선 무릎이 아플 때는 오래 서
　　　있는 동작이나 걷기운동 등을 조심해야 합니다. 걷기운동은 무릎

상태가 좋아지고 난 다음에 해야 하는데, 걸을 일이 있을 때는 아픈 쪽 다리부터 먼저 내딛으면 훨씬 안정적으로 걸을 수 있어요. 지금 오른쪽 무릎이 불편하시니까 마음속으로 '오른발, 오른발' 외치면서 오른쪽 다리 위주로 걷고 균형을 잡아봅시다. 그렇게 한번 걸어볼까요?"

환 자 (설명대로 오른쪽 다리를 먼저 보내며 안정적으로 걸어본다) "어? 정말 무릎이 편하네요. 걸음도 어색하지 않고 안정감이 생긴 것 같아요."

의 사 "평지 걸음은 항상 아픈 쪽 다리가 주도하는 느낌으로 걷는 것이 좋습니다. 계단을 내려갈 때도 아픈 쪽을 먼저 내딛으면 통증 없이 계단을 내려갈 수 있어요. 계단을 오를 때는 반대로 건강한 쪽 발을 먼저 올리고 아픈 쪽 다리는 뒤따라가는 방식으로 해야 편하게 계단을 오를 수 있습니다."

환 자 "네, 잘 알겠습니다. 감사합니다."

◆ 꿈의 진료실 3일차

환 자 "안녕하세요."

의 사 "어제는 두들기기를 좀 많이 해보셨나요?"

환 자 "네, 어제는 마음먹고 두들겨봤는데 너무 아팠지만 걸음도 편해지고 밤새 쑤셨던 무릎 증세도 훨씬 덜했어요. 통증이 줄어들어 오랜만에 잘 잤습니다. 감사합니다."

의 사 "두들기기 강도를 점점 세게 하면 멍이 들고 붓고 열도 더 많이 날 수 있어요. 그럴 땐 두들기기를 쉬고 냉찜질을 해주는 것이 좋습니다. 오늘은 어제의 걷기 설명에 이어서 엉덩이 사용법을 알려드리려고 합니다."

환　자　"엉덩이 사용법이요?"

의　사　"무릎이 아플 때는 무릎 대신 큰 엉덩이 근육을 이용해서 움직이는 것이 좋습니다. 의자에 앉았다가 일어나는 동작을 해볼까요? 엉덩이를 잘 사용하려면 몸을 앞으로 숙여서 인사하는 동작부터 먼저 하셔야 합니다. 머리를 앞으로 숙인 채로 엉덩이를 들어 올려 무릎을 쭉 펴주고 머리와 몸을 들어 올리며 일어서 보세요. 무릎을 펴고 골반을 앞으로 미는 느낌으로 엉덩이에 힘을 주며 버티고 서 있는 것이 마무리 동작입니다."

환　자　"(설명대로 따라 한다) "아, 훨씬 편하네요. 전에는 일어나기가 힘들어서 곡소리가 절로 났는데 지금은 쉽게 일어날 수 있어요!" (웃음)

의　사　"앉을 때도 무릎을 편 채로 앞으로 몸을 숙여 인사하는 동작부터 먼저 한 다음, 천천히 엉덩이를 의자에 착륙시키듯 앉으면 됩니다. 한번 해볼까요?"

환　자　"이렇게 하니까 앉을 때도 무릎에 힘이 들어가지 않네요!"

의　사　"작은 무릎 대신 큰 엉덩이를 사용해서 앉고 서면 무릎이 한결 편해집니다. 걸을 때도 엉덩이를 쓰면 안정적으로 걸을 수 있어요."

환　자　"네, 열심히 해보겠습니다."

◆ 꿈의 진료실 2주차

환　자　"안녕하세요!"

의　사　"네, 그동안 여러 관리법들을 잘 실천하셨지요? 걸음도 좋고 얼굴도 밝아지셨네요."

환 자 "네, 열심히 했습니다. 힘들지만 차도가 보이니 기분도 좋고 의욕도 생기는 것 같아요! 스스로 치료할 수 있다는 자신감이 생기고 우울한 마음도 없어져서 살 것 같습니다." (웃음)

의 사 "다행입니다. 앞으로 더 좋아지면 걷기운동도 조금씩 하고 또 더 좋아지면 헬스장에서 단계별 하체운동 특히 엉덩이 근력운동 등을 장기적으로 하세요. 그러면 건강한 노년을 보내실 수 있습니다."

환 자 "네, 그런데 이렇게 좋아질 수 있는 무릎을 왜 다른 의사들은 절망적이라고 하며 수술만 권했을까요? 그게 아직도 의문이에요."

의 사 "아직은 그런 세상인 것 같습니다. 일부 상업적인 의사들이 득세하는 세상이지요. 그런 의사들은 잘못된 생각을 바꿀 마음도 없고 바뀌지도 않을 겁니다. 환자가 사실을 직시하고 달라지는 수밖에 없어요. 이번 경험을 토대로 무릎을 계속 관리하시면 앞으로 무릎 통증 때문에 병원을 찾는 일은 없을 겁니다."

환 자 "알겠습니다. 한참 동안 따라다닌 통증을 없애주시다니…. 여기는 정말 꿈같은 진료실이네요. 감사합니다!"

✎ 평생 안 아픈 무릎 만들기

- 무릎 통증의 원인은 연골과는 무관하다.
- 무릎 앞쪽 하내측의 두꺼워지고 굳은 근육과 힘줄 부위에서 통증이 생긴다.
- 두들기기, 냉찜질 등의 스스로 하는 치료로 누구나 통증을 없앨 수 있다.
- 비싼 검사나 치료를 굳이 할 필요가 없다.
- 퇴행성변화는 멈추지 않으므로 평생 동안 습관처럼 관리해야 한다.

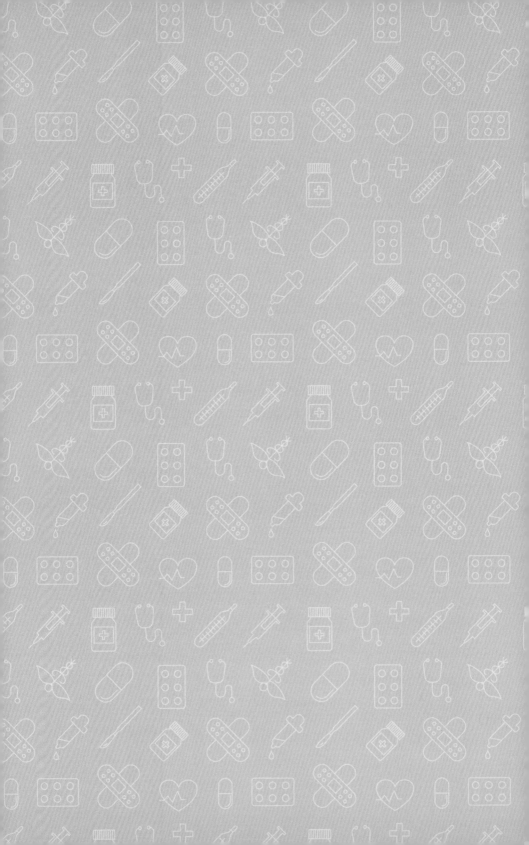

PART 02

허리

뻐근한 허리 통증

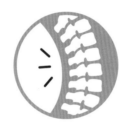

정상이라는 개념은 환상에 불과해요.

-리처드 오스먼, <목요일 살인 클럽> 중에서-

허리 통증은 누구나 고칠 수 있다

예전에는 나이가 지긋한 분들이 허리가 아프다는 말씀을 자주 하셨는데 요즘은 학생이나 직장인 등 허리 통증을 느끼는 나이대가 많이 낮아졌습니다. 허리 통증을 치료하기 위한 별의별 검사와 치료법들이 있고, 허리 치료에 특화된 명의들과 날고 긴다는 척추 병원도 많습니다. 하지만 그럼에도 불구하고 시원하게 허리 통증을 고쳤다는 후기를 찾기가 힘듭니다. 왜 그럴까요? 허리 통증은 정말 나을 수 없는 증상일까요?

무릎 파트에서 말씀드렸던 내용을 허리에도 동일하게 적용할 수 있습니다. 허리 통증 역시 검사나 비싼 치료 없이 스스로 고칠 수 있는 것이지요. 다만 여러분이 허리를 고치고 싶다면 먼저 꼭 알아야 할 중요한 한 가지가 있습니다. 바로 '허리 통증은 척추와 무관하다'는 것입니다. 환자들의 머릿속에 깊게 새겨진 '허리 통증=척추 문제'라는 공식을 깨야만 허리 통증을 고칠 수 있습니다. 통증의 원인 부위를 정확하게 찾아내고 그에 따른 치료법을 알면 누구나 통증을 없앨 수 있습니다. 그럼 이제부터 말도 많고 탈도 많은 허리 통증을 없애볼까요?

허리 통증은
척추 문제가 아니다?

허리를 구성하는 주요 해부학적 구조물은 근육과 인대(혹은 힘줄, 근막 포함) 등입니다. 흔히 우리가 중요하고 튼튼한 구조물이라고 착각하는 요추(허리뼈 부위의 척추)는 생각보다 조그맣고 가늘며 불안정합니다. 요추는 척추신경을 지나가게 하는 기능상 중요한 부위지만 요추라는 조그만 다섯 개의 뼈는 그 자체만으로 허리에 안정성을 주지 못합니다. 그렇다면 이런 불안정한 요추에 안정성을 주는 해부학적 구조물은 무엇일까요?

그것은 요추의 앞뒤, 아래위로 연결된 수많은 근육과 인대들입니다. 이 근육과 인대들이 요추에 안정성을 주고 몸을 움직일 수 있게 하는 것이지요. 우리가 일상에서 허리를 움직이고, 버티면서 서 있거나 앉아 있는 자세를 유지할 수 있는 것은 모두 허리 근육과 인대가 있기에 가능합니다. 그래서 허리를 잘 움직이지 못하고, 서 있거나 앉아 있는 동작이 힘들면 허리 근육에 문제가 생기지 않았는지 의심해 봐야 합니다. 즉 허리 통증, 운동 제한 등의 증세는 요추와는 무관한 허리 근육이 원인인 것이지요. 요추는 허리를 움직이는 동력원이 아니므로 허리를 잘 쓰지 못하거나 움직이기 힘든 증상이 나타났을 때 그 원인을 척추에서 찾는 것은 말이 되지 않습니다.

장시간 앉아 있거나 서 있을 때처럼 고정된 자세를 오래 유지하면 근육과 인대에 긴

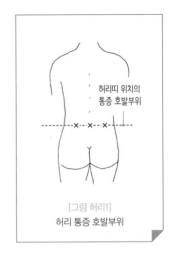

[그림 허리1]
허리 통증 호발부위

장이 쌓이면서 원래의 부드러움이 사라지고 통증이 생깁니다. 허리 근육이나 인대가 굳어서 생기는 통증은 주로 허리띠가 지나가는 선을 따라서 생기기 쉽습니다.^{그림 허리1} 몸을 앞으로 숙이고 허리가 구부정해지는, 집중하는 자세일 때 이 부위에 긴장이 쌓이는데 이렇게 쌓인 긴장은 어느 순간 한계치를 넘으면서 통증을 일으킵니다. 허리 통증 호발부위인 이곳을 깊게 눌러보면 통증의 위치를 쉽게 찾을 수 있습니다. 다시 한번 강조하지만 허리 통증은 척추와는 무관합니다. 허리가 아프면 허리 근육이나 인대들이 그 원인임을 알아야 합니다.

그렇다면 평소에 허리에 긴장이 쌓이지 않도록 허리를 앞으로 숙인 채 집중하는 자세를 하지 말아야 할까요? 그럴 수 있으면 좋겠지만 현실적으로 불가능하다는 걸 모두들 아실 겁니다. 그래서 집중을 하더라도 틈틈이 허리를 폈다 숙이며 자세에 변화를 줘서 근육에 긴장이 쌓이지 않게 하거나 쌓인 긴장을 풀어주는 것이 좋습니다. 또한 짧은 시간 동안 폭발적으로 허리를 긴장시키는 동작 역시 가능하면 피해야 합니다. 예를 들면 서서 허리를

구부정하게 하고 동시에 무릎도 약간 굽힌 채 유지하는 자세(엉거주춤한 자세)는 피하는 것이 좋지요. 세면대에서 세수할 때, 무거운 물건을 바닥에서 들어 올릴 때, 갑자기 기침이나 재채기를 할 때, 헬스장에서 중량 스쿼트나 중량 데드리프트를 할 때 등의 상황에서는 쉽게 허리 통증이 생길 수 있습니다. 이때도 멀쩡한 척추가 뜬금없이 통증을 만들어내는 것이 아니라 허리 근육이 급격하게 긴장을 해서 허리 통증이 생기는 것입니다.

허리 통증을 호소하는 환자들을 진찰하다 보면 의외로 엉덩이 부위의 통증을 허리 통증으로 착각하는 경우가 많습니다. 특히 엉덩이 위쪽이나 엉덩이 자체의 통증을 허리 통증으로 착각하기 쉬운데, 알고 보면 허리는 면적이 굉장히 좁기 때문에 실제로 허리에서 통증이 발생하는 경우는 우리 생각처럼 흔하지 않습니다. 또한 허리가 아픈 것인지 엉덩이가 아픈 것인지 아픈 부위에 따라 치료하는 방법이 달라지므로 통증 발생 부위를 구별하는 것이 굉장히 중요하지요.

허리가 우리 몸의 기둥이라는 표현을 쓰면서 '기둥이 무너지면 몸 전체가 무너진다'고 하는 의사들이 많습니다. 이런 말을 들으면 허리가 마치 우리 몸의 중심인 것처럼 생각하기 쉽습니다. 머리 밑 경추(목뼈)에서 골반 끝 미추(꼬리뼈)까지 척추 전체를 생각하면 척추가 우리 몸의 기둥이라고 표현할 수도 있지만 전체 척추의 일부일 뿐인 요추를 우리 몸의 기둥이라고 하는 것은 적절하지 않습니다. 더구나 움직임의 범위가 제한적인 긴 흉추(등뼈)와 움직임이 없는 골반 쪽 척추들은 기둥이라는 표현에 어울리지만 움직임이 많은 허리의 요추 부위가 우리 몸의 기둥이라고 할 수는 없지요. 하지만 이와 같은 의사들의 상업적인 설명이 반복되고 덩달아 언론에서도 무분별하게 떠드는 바람에 환자들은 알게 모르게 '허리=척추'라는 잘못된 생각에 사로

잡혀 있습니다. 그래서 의사들이 허리 통증의 원인을 디스크나 협착증 같은 척추 문제라고 해도 아무 의심 없이 받아들이는 것이지요. 허리 통증의 원인부터 헛다리를 짚으니 치료 결과도 당연히 좋을 수가 없습니다. 참으로 안타까운 현실입니다.

사실 허리는 우리가 생각하는 것보다 불안정하고 근육의 양이 적어서 힘이 약합니다. 하지만 '허리에는 근육이 많아서 튼튼하다'는 인식이 일반적입니다. 왜 그럴까요? 그 이유는 허리 위의 튼튼한 등근육과 허리 아래의 엉덩이 근육을 뭉뚱그려 허리 근육으로 착각하기 때문입니다. 실제로 허리는 엉덩이 바로 위에 있는 잘록하고 조그만 부위입니다. 허리가 정확히 어디인지 쉽게 확인하는 방법은 앞서 언급한 대로 허리띠가 지나가는 위치를 생각하면 쉽습니다. 이곳을 자세히 보면 튼튼한 등근육이나 엉덩이 근육에 비해 상대적으로 근육의 양이 적고 힘도 약하다는 것을 알 수 있습니다. 그래서 등이나 엉덩이 같은 큰 근육들에 비해 불안정하고 약한 허리에는 쉽게 긴장이 쌓이고 통증도 생기는 것이지요.

꿈의 진료실에서 알려주는
내 허리 고치는 법

허리 통증의 원인이 근육에 있다는 것을 알고 나면 치료가 더 쉽고 간단해집니다. 앞서 무릎 파트에서 언급한 내용을 허리에도 동일하게 적용할 수 있습니다. 굳은 근육을 부드럽게 해주는 것이 치료의 핵심이지요. 허리 근육과 인대를 풀어주어 보다 수월하게 움직이도록 하는 것이 치료의 기본이라고 생각하면 됩니다.

❶ 허리 두들기기 혹은 눌러주기

허리띠가 지나가는 위치를 따라가며 근육이 굳어서 통증이 생기는 호발 부위를 깊게 눌러 확인해 봅시다(이 부위 외에도 환자마다 조금씩 다르게 허리띠가 지나가는 선 위아래로 통증이 생길 수 있습니다). 직접 눌러서 찾아낸 그 부위를 몽돌을 이용해서 두들기면 굳은 근육이 부드러워집니다. 근육이 얼마나 오랜 기간에 걸쳐 굳었는지에 따라 근육이 풀어지는 기간도 달라지겠지만 대부분은 오랫동안 차곡차곡 경직된 근육일 가능성이 높아서 한 번에 부드러워지기는 힘듭니다. 또 굳은 부위를 두들겨 부드럽게 하는 과정에서 더 심한 통증을 느낄 수도 있지요. 그러므로 점차 강도와 횟수를 늘려가며 두들겨서 허리 근육을 부드럽게 만들어야 합니다.

스스로 허리를 두들기려면 허리 뒤로 손을 돌려야 하기 때문에 자세가 많이 불편해집니다. 그래서 혼자 두들기기가 힘들면 바닥에 단단한 테니스공, 마사지공, 작은 폼롤러 같은 도구를 놓고 그 위에 통증 부위를 대고 누워서 몸으로 눌러주는 것이 좋습니다. 이 방법 역시 치료를 할수록 통증이 더 심해져서 괴롭지만 꾹 참고 두들기기나 눌러주기를 계속해야 합니다. 그러다 보면 어느새 허리 통증이 사라지고 시원한 느낌이 드는 때가 옵니다. 이렇게 스스로 허리 통증을 치료할 수 있는 것이지요.

❷ 허리 체조 치료

허리 두들기기와 눌러주기 등은 통증이 있는 근육의 국소 부위를 부드럽게 하는 방법입니다. 근육과 인대는 국소적으로 굳어서 통증을 일으키기도 하지만 근육과 인대 전체의 부드러움이 없어지며 굳어서 움직임에 제한이 생기는 경우도 있습니다. 이때는 '허리를 숙이기 힘들다, 일어서고 앉는 것이 힘들다'와 같은 증세가 나타나는데 이는 근육의 문제이지 요추의 문제가 아닙니다. 허리를 움직이는 기능이 전혀 없는 뼈의 문제가 아닌 것이죠. 허리의 움직임이 제한되었을 때의 치료 방법은 허리와 연결된 근육 전체와 인대를 부드럽게 하는 체조를 하는 것입니다.

(1) 허리 앞으로 숙이기

허리를 앞으로 숙이는 운동은 굳은 상태의 허리 근육을 '늘려서' 부드럽게 하는 치료 방법입니다. 바닥에 무릎을 펴고 앉아 허리를 숙여 발 잡기, 의자에 앉아서 무릎을 벌리고 두 무릎 사이로 머리를 내리며 허리를 앞으로 숙이기, 벽 모서리를 잡고 서서 엉덩이를 뒤로 빼며 허리를 앞으로 숙이기 등의 체조를 할 수 있습니다.

허리 앞으로 숙이기 치료는 간단한 것 같지만 허리 근육이 굳은 환자들이 하기에는 결코 쉽지 않습니다. 억지로 무리하기보다는 자주 반복해서 점차적으로 스트레칭하는 것이 안전하니 욕심은 금물입니다. 또한 서서 허리 숙이기를 할 때에는 무릎 뒤가 최대한 펴지도록 주의해야 합니다. 무릎 뒤를 다 펴지 않은 상태에서 허리를 숙이면 허리 근육에 긴장이 가중되면서 통증이 생길 수 있으니 조심해야 합니다.

[사진 허리1] 허리 앞으로 숙이기

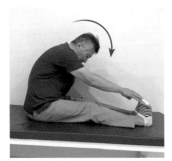 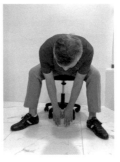 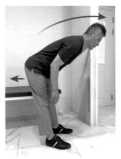

바닥에 무릎 펴고 앉아서 허리 숙여 발 잡기 　　　의자에 앉아서
허리 앞으로 숙이기 　　　벽 모서리 잡고 서서
허리 앞으로 숙이기

(2) 허리 뒤로 젖히기

허리 뒤로 젖히기 운동은 허리 근육의 길이를 '줄이는' 치료법입니다. 굳

은 허리를 앞으로 숙여서 늘리는 운동도 쉽지 않지만 허리를 뒤로 젖혀 근육의 길이를 줄이는 운동은 근육 수축 운동이라서 이를 더 힘들어하는 분들이 많습니다. 특히 만성통증이 있으면서 허리가 구부정하게 앞으로 굳은 노인들은 허리를 뒤로 젖히는 동작을 앞으로 숙이기보다 훨씬 힘들어합니다. 그럴수록 더 자주 허리를 뒤로 젖혀주어야 치료 효과를 볼 수 있습니다. 허리 뒤로 젖히기 운동 중 손쉽게 할 수 있는 바닥에 엎드려 있기, 의자에 앉아서 허리 뒤로 젖히기, 바닥에 엎드려 허리 뒤로 젖히기, 서서 골반 앞으로 밀며 허리 뒤로 젖히기를 알려드리고자 합니다. 먼저 '바닥에 배를 깔고 엎드린 자세'는 허리가 건강할 때는 별것 아닌 동작이지만 허리에 통증이 있으면 생각보다 하기가 힘듭니다. 엎드리는 자세는 일상적인 자세보다 허리 근육을 수축시키기 때문에 더 심한 통증을 느낄 수 있지요. 그래서 오랫동안 구부정하게 허리가 굳은 노인들은 바닥에 엎드려 있는 것부터 시작하는 것이 안전합니다.

'의자에 앉아서 허리 뒤로 젖히기'는 의자에 바른 자세로 앉아서 양 무릎에 손을 대고 머리를 뒤로 젖히는 동작입니다. '바닥에 엎드려 허리 뒤로 젖히기'는 엎드려서 양 손바닥을 가슴 옆에 두고 머리와 허리를 뒤로 젖히는 동작으로, 처음부터 무리하게 허리를 젖히지 않도록 주의해야 하지요. 또 '서서 허리 뒤로 젖히기'는 벽 모서리를 잡고 허리를 뒤로 젖히는 동작이며 이때 무릎을 완전히 펴는 것이 아주 중요합니다. 무릎 뒤쪽을 펴고 몸 전체를 뻣뻣하게 세운 채 골반을 앞으로 미는 느낌으로 허리를 뒤로 젖혀야 제대로 된 효과를 볼 수 있습니다.

[사진 허리2] 허리 뒤로 젖히기

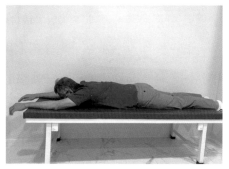
바닥에 엎드려 있기

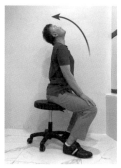
의자에 앉아서 허리 뒤로 젖히기

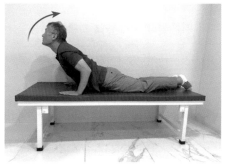
바닥에 엎드려 허리 뒤로 젖히기

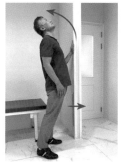
서서 골반 앞으로 밀며
허리 뒤로 젖히기

　허리 앞으로 숙이기와 뒤로 젖히기 운동은 번갈아 반복하시기를 추천합니다. 굳은 허리 근육을 반복적으로 수축·이완하면서 허리 근육을 부드럽게 하는 것은 두들기기, 눌러주기와 함께 허리 치료의 중요한 기본이라 할 수 있습니다. 급성으로 허리가 아픈 경우에는 서서 하거나 앉아서 하는 큰 동작들을 하기가 어렵고 잘못하면 더 심한 통증을 불러일으킬 수 있으므로 의자에 앉아서 하는 허리 숙이기와 뒤로 젖히기 운동이 안전하고 효과적입니다.

　갑자기 허리가 삐끗하면서 통증과 함께 움직임에 제한이 생기면 꼼짝 않고 누워 쉬는 것이 좋다고 착각하는 경우가 많습니다. 심지어는 의사들이

'절대안정'을 외치면서 움직이지 말라고 하는 경우도 많지요. 하지만 허리가 아프다고 조금도 움직이지 않는다면 허리 근육의 원래 기능인 늘어나고 줄어드는 움직임이 사라져 근육이 굳고 긴장이 쌓이게 됩니다. 안정을 취한답시고 오랜 기간 가만히 있다가 다시 움직이려고 하면 허리 통증이 더 심해질 뿐 아니라 움직이기가 더욱 힘들어지지요. 밤새 거의 움직이지 않다가 아침에 깨서 첫 동작을 할 때 뻐근함이 느껴지거나 힘든 이유도 이와 같습니다. 그래서 허리가 아프다고 절대안정을 취하는 것은 오히려 치료에 도움이 되지 않습니다. 그렇다고 무리하게 억지로 움직일 필요도 없습니다. 앞서 언급한 허리 체조 운동을 허리 치료의 기본이라 생각하고 기계에 시동을 건다는 마음으로 천천히 생활화하면 됩니다.

허리가 아프면 일어서고 앉기가 힘들어집니다. 일어서고 앉을 때는 무릎과 허리를 굽히기 때문에 허리에 부담이 심해지고 통증이 생기면서 움직이기가 힘들어지는 것이지요. 허리가 아플 때는 물론이고 허리가 건강할 때에도 엉거주춤한 자세를 조심해야 합니다. 엉거주춤한 자세 대신 무릎을 펴고 엉덩이를 뒤로 빼면서 허리를 숙이는 습관이 허리 관리에 큰 도움이 됩니다. 따라서 의자에서 일어날 때는 몸을 앞으로 숙여 인사하는 자세로 시작하는 것이 좋습니다. 머리를 숙인 상태에서 엉덩이부터 들어 올려 무릎을 다 편 다음 허리를 들어 올려 몸을 세우면 쉽게 일어날 수 있습니다. 의자에 앉을 때도 무릎을 편 채 엉덩이를 뒤로 빼면서 앞으로 몸을 숙여 인사하는 자세를 한 다음 몸을 숙인 상태에서 천천히 엉덩이를 착륙시키듯 앉습니다. 무릎 파트에서 엉덩이 근육을 사용하여 일어서고 앉는 방법을 알려드렸는데 기억하시지요? 그 방법과 동일합니다. 이렇게 일어서고 앉으면 무릎과 허리 모두 편안하게 움직일 수 있습니다.

[사진 허리3] 올바르게 일어서고 앉는 방법

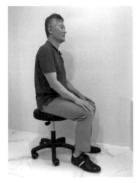

① 의자에 허리를 펴고 앉는다.

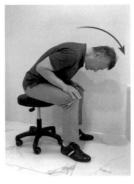

② 일어나기 전에 먼저 인사하듯이 허리를 앞으로 숙인다.

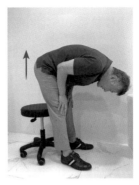

③ 머리와 허리를 앞으로 숙인 채 무릎이 다 펴질 때까지 엉덩이로 몸을 들어 올린다.

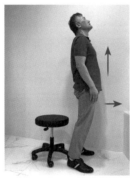

④ 허리를 뒤로 젖히며 일어난다. 무릎 뒤를 펴고 골반을 앞으로 밀면서 엉덩이에 힘을 주며 서는 동작으로 마무리한다.

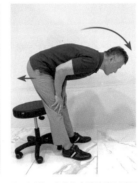

⑤ 서 있는 자세에서 엉덩이를 뒤로 빼며 인사하듯이 허리를 앞으로 숙인다. 이때도 무릎 뒤는 펴져 있어야 한다.

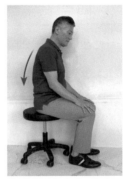

⑥ 엉덩이를 착륙시키듯이 의자에 앉는다.

허리가 아프거나 불편할 때 무릎을 구부린 자세로 허리를 쓰려고 하면 허리에 부담이 많이 가서 움직이기가 힘듭니다. 무릎을 최대한 편 상태에서 엉덩이를 뒤로 빼면서 허리를 숙이는 동작을 하면 부담 없이 편하게 허리를 쓸 수 있습니다. 예를 들어 세수할 때나 낮은 곳에 있는 물건을 들어 올리는 동작을 할 때 무릎을 펴고 엉덩이를 뒤로 빼면서 허리를 앞으로 숙이면 허리 통증 없이 수월하게 움직일 수 있지요.

기침, 재채기, 양치할 때의 구역질처럼 짧은 시간에 강력한 허리 긴장이 생기는 순간에도 무릎을 펴고 허리를 곧게 하면 훨씬 안전하고, 안정감을 느낄 수 있습니다. 이때 무릎을 구부리고 허리를 구부정하게 한다면 허리 근육이 심하게 긴장해 통증이 발생할 수 있으므로 무릎과 허리를 펴는 것이 아직 익숙하지 않으면 오히려 무릎과 허리를 더 많이 구부려 몸을 웅크리고 기침 등을 하는 것이 안전합니다.

❸ 허리 근력운동

장기적인 관점에서 허리 통증을 치료하기 위해서는 허리 근력운동도 필요합니다. 지금 허리가 아픈 상태라면 두들기기, 허리 체조 운동 등 기본적인 치료를 해야 하지만 장기적으로는 근력운동까지 해서 근육의 힘을 기르는 것이 좋습니다. 다만 허리 근육은 조그맣고 불안정하고 약해서 근력운동을 할 때 다치기 쉬우니 조심해야 합니다.

허리 근력운동은 양날의 검처럼 허리 건강에 좋을 수도 있고 상태를 악화시킬 수도 있습니다. 따라서 정보나 필요한 지식을 충분히 습득하고 난 다음 운동하시기를 추천합니다. 시간과 경제적 여유가 있다면 전문 트레이너를 통해서 배우는 것이 좋습니다. 간단한 허리 근력운동에는 플랭크(plank), 윗몸일으키기, 허리 신전운동(back extension), 기구에서 하는 허리 들어 올리기 등이 있습니다. 플랭크는 허리 근육의 길이 변화 없이 하는 비교적 안전한 운동법입니다. 윗몸일으키기는 허리를 앞으로 숙이면서(굴곡, flexion) 하는 운동으로, 허리를 뒤로 젖히면서(신전, extension) 하는 운동과 번갈아 가며 반복하면 허리 근육 강화에 도움이 됩니다.

좀 더 강도를 높여서 하는 운동으로는 스쾃(스쿼트, squat), 데드리프트 (dead lift) 등이 있습니다. 강도가 있는 운동이므로 처음에는 맨몸이나 빈 바 (bar)를 들고 저중량으로 시작하는 것이 안전합니다. 스쾃이나 데드리프트 는 엉덩이, 등, 허리 근육을 튼튼하게 하는 운동이지만 동작 중간에 무릎을 구부린 상태에서 허리에 힘을 많이 주기 때문에 허리에 부담을 주는 다소 위험한 운동입니다. 무릎과 허리 모두를 구부린 상태에서 스쾃이나 데드리 프트 동작을 하면 허리 통증이 생길 수 있으므로 운동하는 동안 최대한 허 리를 편 상태로 유지해야 합니다. 앞서 언급했듯이 '허리'라는 부위는 원체 약하고 불안정해서 이런 운동을 잘못하면 통증이 생기기 쉽습니다. 따라서 자신의 몸에 맞춰 안전하게 운동하는 것이 관건입니다. 약한 허리 자체를 튼튼하게 한다는 생각보다는 허리 위에 있는 넓은 등근육과 허리 아래에 있

[사진 허리4] 허리 근력운동

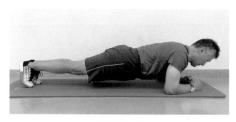

플랭크(plank)

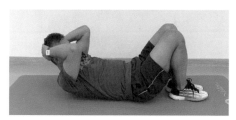

허리를 앞으로 숙이는 윗몸일으키기

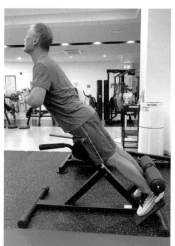

허리를 뒤로 젖히는 신전운동

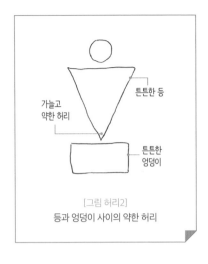

[그림 허리2]
등과 엉덩이 사이의 약한 허리

는 큰 엉덩이 근육을 활성화시켜서 등과 엉덩이 사이에 낀 약한 허리를 튼튼하게 만든다는 생각으로 관점을 바꿔 근력운동을 해봅시다. ^{그림 허리2}

허리가 아파서 진료실을 방문하는 환자들에게 통증의 원인이 허리 근육 문제라고 하면 믿을 수 없다는 반응을 제일 많이 보입니다. '뼈는 괜찮나요? 척추 문제가 아니라고요? 디스크는 아닌가요?'라며 의아해하지요. 굳은 허리 근육을 두들겨서 부드럽게 하고 허리 체조로 증세를 고칠 수 있다고 하면 더더욱 믿지 못합니다. 통증

[사진 허리5] 비교적 강도가 높은 허리 근력운동

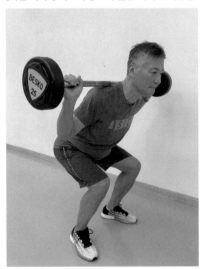

바벨 스쾃(barbell squat)

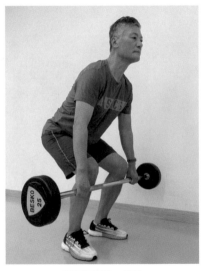

데드리프트(dead lift)

의 원인이 허리뼈나 척추에 있다고 철석같이 믿는 환자들은 위와 같은 치료법을 이상하게 여기기도 하지요. '이렇게 심하게 아픈데 고작 근육이 원인이라고요?'라며 노골적으로 항의하는 환자들도 있습니다. 두들기기와 같은 단순한 치료법으로 고칠 수 있는 게 맞냐며 말이지요. 하지만 속는 셈치고 하루 이틀 치료를 받으면 환자들의 반응이 조금씩 달라지기 시작합니다. 완전히 믿지는 못하지만 어쨌든 증세가 좋아지니 두들기기와 운동치료에 관심을 보이며 실천하는 것이죠. 좀더 시간이 지나 확실히 증세가 좋아지면 그땐 '신기하네, 어떻게 이런 일이!'라며 신뢰의 눈빛을 보냅니다. 오랜 허리 통증으로 이런저런 치료를 받았는데도 낫지 않던 증상이 며칠 만에 좋아지면 어떻게 이런 일이 가능하냐며 신나서 묻기도 합니다.

환자 대부분은 마르고 닳도록 허리뼈나 척추디스크, 협착증 등이 통증의 원인이라는 설명을 듣고 깊게 세뇌된 상태로 진료실을 찾습니다. 그래서 더욱 근육이 원인이라는 단순한 사실을 선뜻 믿지 못하지요. 엄밀히 말하면 이는 환자들의 잘못이 아닙니다. 그렇게 진단을 내린 의사들을 비판해야합니다. 의사는 환자의 증세 위주로 진찰을 하고 그에 맞는 치료를 하는 것이 기본입니다. 적어도 저는 그렇게 해야 한다고 믿고 환자를 보고 있습니다. 하지만 손으로 만지고 눈으로 보는 근본적인 진찰보다 비싼 검사가 우선시되면서 증세가 있는 환자의 몸보다는 허상에 가까운 X-ray나 MRI 결과만 보며 엉터리 진단을 내리는 의사들이 많습니다. 이런 검사를 거쳐 환자의 증세와는 전혀 관계없는 허리뼈가 어떻다느니 디스크라느니 협착증이라느니 하며 환자들의 머릿속에 엉뚱한 진단명을 주입하는 것이지요. 이런 진단에 이어서 값비싼 치료가 시작되지만 진단도 치료도 모두 잘못되었으니 환자들의 증세는 절대 좋아질 수 없습니다.

이런 상황에 익숙한 환자들은 꿈의 진료실에서 MRI 같은 비싼 검사 없이 하는 진찰을 낯설어합니다. 손으로 눌러보고 허리 움직임을 눈으로 관찰하여 진단을 내리기 때문이지요. 심지어 근육이 원인이니 굳은 근육을 부드럽게 하고 환자 스스로 운동치료를 해서 통증을 없앨 수 있다는 설명을 하면 믿기 어려워합니다. 어찌 보면 당연한 일이라고 할 수 있지요.

이미 허리뼈, 디스크, 협착증 같은 엉터리 설명에 세뇌된 환자들의 생각을 바꾸고 이해시키는 과정이 솔직히 쉽지는 않습니다. 두들기기와 같은 치료 방법을 불안해하며 쉽게 따라 하지 못하는 환자들을 설득하느라 반복적으로 설명을 해야 할 때면 화도 나고 안타깝고 답답하기도 합니다. 그러나 믿고 따라준 수많은 환자들이 허리 통증을 없애고 행복해하는 모습을 보며 결국에는 보람을 느끼고 이 일을 계속할 수밖에 없습니다. 부디 여러분도 '허리=척추'라는 선입견에서 벗어나 '허리=근육'이라는 사실을 깨달으셨으면 합니다. 평생 건강하고 튼튼한 허리로 하고 싶은 일들을 마음껏 하시는 여러분이 되기를 기원합니다.

Q&A
허리에 대한 모든 것

젊고 통증도 적은데 허리디스크라고요?

Q 30세 남자입니다. 최근 왼쪽 허리가 아파서 병원에 갔더니 의사가 대뜸 허리디스크라고 하면서 MRI 검사를 해야 한다고 하네요. 나이도 적고 허리가 그렇게 많이 아픈 것도 아닌데 디스크라고 할 수 있나요?

A 엄밀히 말씀드리면 허리디스크는 실존하지 않는 병입니다. 따라서 환자분의 증세는 허리디스크가 아니고 MRI 촬영도 하실 필요가 없습니다. 환자분의 아픈 왼쪽 허리를 깊게 눌러보면 통증이 있는 곳을 찾아낼 수 있을 겁니다. 눌러서 아픈 그곳의 허리 근육이 굳어서 통증이 생기는 것이므로 거기를 두들기고 허리 체조를 적극적으로 해서 굳은 근육을 부드럽게 만들면 좋아질 수 있습니다. 스스로 통증의 원인을 찾아낼 수도 있고 치료도 할 수 있는 것이지요.

환자들의 아픈 허리를 손으로 꼼꼼하게 진찰하지 않고, 실제 환자의 증세와 아무런 관련도 없는 허리디스크라고 막무가내 진단을 하는 상업적인 의사들이 많습니다. 하지만 허리 통증의 원인은 '환자가 아프다고 느끼는 바로 그 부위'에 있습니다. '아픈 그곳'이 아닌 다른 곳을 원인이라고 하면 틀린 진단이지요. 다시 한번 말씀드리지만 환자분의 아픈 허리는 척추와는 무관합니다. 허리디스크가 통증의 원인일 리는 더욱 만무하고요.

자고 일어나면 허리가 아픈 이유는 무엇인가요?

Q 평소에는 괜찮은데 자고 일어나면 허리가 아픕니다. 왜 그럴까요?

A 근육의 기본 기능 중 하나는 늘어나고 줄어드는 움직임을 하는 것입니다. 근육을 너무 많이 쓰면 문제가 생기지만 근육을 늘이지도 줄이지도 않고 가만히 둬도 문제가 생기지요. 팔을 들고 벌을 설 때 팔이 점점 아파지는 이유도 이와 같습니다. 팔근육이 움직이지 않는 상태가 지속되면서 통증이 생기는 것이지요.

낮 동안 활동을 할 때는 허리에 불편감을 잘 느끼지 못합니다. 허리 근육을 움직이기 때문에 근육에 시동이 걸린 상태라서 그렇다고 생각하면 이해가 쉽지요. 반대로 밤이 되어 잠자는 동안에는 허리가 움직이지 않아 근육이 굳기 쉽습니다. 그래서 아침에 허리 통증이 느껴지고 움직이기가 힘든 것이죠. 밤새 움직이지 않던 허리가 제일 많이 굳어 있는 때가 바로 일어나기 직전이니까요. 이때는 눈을 뜨자마자 바로 움직이기보다 이불 속에서 이리 뒹굴 저리 뒹굴 하면서 부드럽게 허리 근육에 시동을 걸어주면 좋습니다. 그리고 나서 다른 동작을 하면 부담 없이 움직일 수 있습니다. 낮에는 멀쩡하던 척추가 새벽이나 아침이 되면 갑자기 문제를 일으켜서 통증이 생기는 게 아니라는 것을 다시 한번 상기해 주셨으면 합니다.

허리 가운데에 있는 뼈가 아픈데 척추가 원인인가요?

Q 허리 가운데에 만져지는 **뼈**는 척추 아닌가요? 저는 거기를 누르면 아파서 척추가 통증의 원인이라고 생각했는데 잘못 생각한 걸까요?

A 목 뒤에서 골반까지 이어지는 선 가운데를 만져보면 조그만 돌기 같은 척추의 **뼈** 부분을 확인할 수 있습니다.^{그림 허리3} 허리 가운데에서도 이런 척추의 **뼈** 부분을 확인할 수 있습니다. 허리 피부 바로 밑에서 만져지는 조그만 돌기(극돌기)같은 **뼈**는 척추의 일부이긴 하지만 척추 전체는 아닙니다. 실제 척추의 주요 부위는 피부보다 훨씬 깊은 곳에 있어서 손으로 만질 수가 없습니다. 그림과 같이 허리 피부와 척추체까지는 깊이가 상당하지요. 우리가 허리 가운데를 눌렀을 때 척추뼈가 아프다고 착각하는 것은 통증이 있는 허리 가운데의 얇은 척추 인대 부위를 눌렀을 때 단단한 극돌기의 끝부분도 함께 느껴지기 때문입니다. 도배지는 원래 부드럽지만, 벽에 붙이고 나서 눌러보면 단단한 벽만 느껴지는 것과 같은 이치입니다.

가끔 환자들에게 허리 가운데를 두들기고 눌러주라고 하면 척추를 이렇게 두들겨도 되냐고 반문하며 불안해합니다. 하지만 **뼈**를 두들기는 것

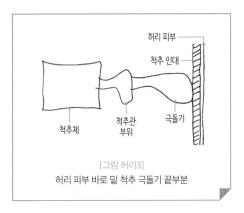

[그림 허리3]
허리 피부 바로 밑 척추 극돌기 끝부분

처럼 척추 극돌기 위를 지나가는 얇은 인대 부위를 두들기고 눌러주면 허리 통증을 고칠 수 있습니다. 다시 설명하자면 허리 가운데의 통증은 척추와는 전혀 관계가 없습니다. 극돌기 위를 얕게 지나가는 굳은 척추 인대가 원인입니다.

사무직 허리 통증에 헬스장 운동이 도움이 될까요?

Ⓠ 직장에서 하루 종일 의자에 앉아 일을 해서 그런지 허리가 자주 아픈데요. 저처럼 허리가 아팠던 직장 동료가 헬스장을 다니면서 증세가 나아졌다며 헬스장에서 운동하기를 권하는데 그래도 될까요?

Ⓐ 같은 자세로 오래 앉아 있으면 허리 근육에 긴장이 쌓이면서 통증이 생깁니다. 근육이 긴장된 상태로 30~40분이 지나면 누구나 근육에 피로감을 느끼기 시작하지요. 그래서 집중해서 일하는 시간에도 가능하면 40분~1시간 간격으로 일어나 가볍게 허리를 펴는 동작을 하는 것이 좋습니다. 똑같은 자세에서 벗어나도록 변화를 주는 것이죠. 그래야 허리 근육의 긴장을 풀 수 있습니다.

동료분 말씀대로 헬스장에서 하는 운동은 허리 관리에 큰 도움이 됩니다. 평소 허리 근육에 긴장이 많이 쌓이는 직장인들은 근무 시간 중간중간 자주 허리를 스트레칭해서 근육의 긴장을 풀어주어야 하지요. 이에 더해 헬스장 운동도 같이 해야 합니다. 허리 근육이 굳은 상태에서 갑자기 운동 시간을 늘리거나 감당할 수 있는 중량을 넘어서 무리한 운동을 하면 허리나 다른 근육에 통증이 생길 수 있습니다.

일정 무게로 12~15회 반복하는 것을 1세트로 정하여 3~5세트를 무리 없이 할 수 있으면 자신에게 맞는 운동입니다. 무게 욕심을 내지 말고 반복 횟수를 맞추는 것이 훨씬 더 도움이 되므로 여기에 주안점을 두어야 합니다. 바쁜 직장인들이 헬스장에서 짧은 시간 동안 폭발적으로 근력운동을 하는 것은 위험합니다. 천천히 조금씩 서두르지 않고 헬스장에서 오래 머문다는 생각으로 '노는' 것이 좋습니다.

척추가 닳아서 방법이 없다는데 어떻게 해야 하나요?

Q 병원에서 X-ray 촬영 결과를 보고 척추가 다 닳아서 허리가 아픈 거라며 이제 치료 방법은 없고 진통제로 통증을 다스리면서 지낼 수밖에 없다고 합니다. 너무 절망적인데 어쩌면 좋을까요?

A 사람의 뼈는 우리 몸의 다른 조직과 마찬가지로 퇴행성변화가 진행됩니다. 즉 늙는다는 말이지요. 네모 반듯했던 척추가 한쪽이 찌부러지기도 하고, 이마의 주름처럼 일종의 뼈주름(spur)이 생기기도 합니다. 넓었던 척추간격 역시 좁아진 것처럼 보이기도 하고요. 척추의 이런 변화들은 하루아침에 생긴 것이 아니라 오랜 세월에 걸쳐 조금씩 진행된 것입니다. 이마에 생긴 주름이 보기에 좋지는 않지만 통증이나 심각한 다른 증세를 일으키지 않는 것처럼 척추의 이런 퇴행성변화들도 허리 통증과 같은 증세들과는 전혀 관계없이 진행된 것들입니다. 그래서 의사의 이런 설명은 한 귀로 듣고 한 귀로 흘리는 것이 좋습니다. 정확하게 자신의 허리 어느 부위가 아픈지 한 번이라도 더 눌러서 굳은 허리 근육을 확인하고 환자 스스로 허리를 치료하고 관리해 나가면 반드시 좋아집니다. 실천해 보세요.

청소년 허리 통증으로 척추측만증 진단을 받았는데 척추보조기 같은 치료가 꼭 필요한가요?

Q 17세가 된 제 딸이 오른쪽 허리가 아파서 병원에 갔더니 X-ray 촬영 결과 척추측만증이라고 하면서 당장 치료를 시작해야 한답니다. 계속 나빠지면 척추보조기도 착용해야 한다는데 어린 제 딸에게 이렇게 가혹한 치료가 꼭 필요할까요?

A 상업적인 의사들이 말하는 척추측만증 치료법들은 엉터리인 경우가 많으므로 무시하셔도 됩니다. 어린 따님에게 척추보조기를 착용하라는 처방은 적절하지 않습니다. 너무 심각하게 받아들이지 마시고 한 귀로 흘리시는 게 좋습니다. 척추측만증은 청소년기에 가슴이나 허리 X-ray를 촬영하다가 우연히 발견되기도 하는데 이런 경우에는 증상이 없는 것이 특징입니다. 다시 말하면 허리가 아픈 것과는 전혀 관계가 없다는 뜻이지요. 따라서 따님의 허리 통증은 우연히 발견된 척추측만증과는 아무런 관계가 없습니다.

따님의 아픈 오른쪽 허리를 눌러보면 통증의 원인인 굳은 허리 근육을 찾을 수 있습니다. 그 부분을 두들기고 허리 체조 운동 등을 하면 쉽게 치료가 가능합니다. 상업적인 의사들이 큰일 난 것처럼 권하는 척추보조기는 근거도 없고 오히려 허리의 움직임을 제한해서 통증을 악화시킬 수 있습니다.

청소년기에 우연히 발견되는 척추측만증은 그대로 둬도 더 이상 진행되지 않습니다. 따라서 병도 아니고 치료 대상도 아니지요. 다만 척추측만증을 발견한 의사들이 마치 콜럼버스가 미대륙을 발견한 것처럼 호들갑을 떠는 것이 문제입니다. 아무런 증세 없이 잘 있던 척추측만증이나 원래 평화롭게 잘 있던 미대륙이 갑자기 새롭게 정복해야 할 대상인 것처럼 호들갑을 떠는 것이지요. 척추측만증은 흉추(가슴과 등 뒤의 척추)와 요추에 걸쳐서 척추가 휘어 보이는 소견입니다. 흉추와 요추 전 범위에 걸쳐 뼈가 휘어 보이는데 허리에만 통증이 느껴진다는 것 자체가 말이 되지 않습니다. 흉추, 요추가 똑같이 휘었는데 흉추는 안 아프고 허리에만 증세가 있다는 진단은 소위 '돈이 되기 때문에' 하는 경우가 많습니다. 같은 맥락에서 앞으로 계속 척추가 변형될 거라는 거짓말에도 현혹되어서는 안 됩니다. 청소년기 척추측만증은 대부분 절대로 계속 진행되지 않습니다. 그러므로 청소년에게 우연히 나타나는 척추측만증을 돈벌이의 도구로 삼는 경우가 있다는 것을 알고 주의할 필요가 있습니다.

척추 압박골절이라며 당장 시술이 필요하다는데 어떡하죠?

Ⓠ 70대 환자입니다. 갑자기 허리가 아파서 병원에 갔더니 척추 압박골절이라고 하면서 당장 입원해서 시술을 해야 한다고 합니다. 나이가 많아서 시술이나 수술을 하기가 겁이 나는데 정말 해야 할까요?

Ⓐ 의사들이 일반적으로 골절이라고 표현하는 것은 대부분 신선(fresh) 골절, 즉 외상으로 부러지는 것을 말합니다. 이와는 달리 갈비뼈처럼 자기도 모르게 골절되어 치료하지 않고 지내다가 나중에 우연히 가슴 X-ray 촬영을 하면서 발견되는 오래된 골절을 진구성(old) 골절이라고 하고요. 의사들이 흔히 말하는 노인들의 척추 압박골절은 신선 골절이 아닙니다. 굳이 따지자면 진구성 골절에 해당되지만 골절이라고 하기에는 애매한 부분이 있습니다.

사람의 척추는 나이가 들면서 조금씩 낮아지는데 특별히 한 개의 척추에서 퇴행성변화가 빠르게 진행되어 많이 납작해진 모습을 보고 상업적인 의사들이 '압박골절'이라는 표현을 합니다. 특히 노인들이 넘어지고 나서 허

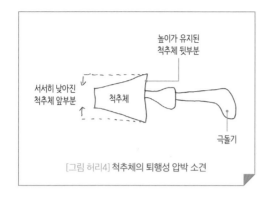

높이가 유지된
척추체 뒷부분

서서히 낮아진
척추체 앞부분

척추체

극돌기

[그림 허리4] 척추체의 퇴행성 압박 소견

리 통증을 호소하면 예전부터 진행된 척추의 퇴행성 압박 소견을 가지고 넘어진 상황에 억지로 끼워 맞춰서 마치 척추의 신선 골절이 오늘 일어난 것처럼 설명하는 경우가 많습니다. ^{그림 허리4} 높은 곳에서 추락하며 생기는 척추의 진짜 신선 압박골절은 대개 척추체(body)의 앞부분 위주로 얌전하게 낮아진 퇴행성 압박 소견과는 달리 척추체의 모든 곳이 불규칙하게 납작해지고 척추체 외에 척추의 다른 부분에도 골절이 보입니다.

의사들이 압박골절이라고 진단하며 쓸데없이 뼈 시멘트 시술 같은 치료를 권하는 것도 문제지만 골절이 되었으니 허리를 움직이지 말고 절대안정을 취하라는 것도 큰 문제입니다. 굳은 허리를 적극적으로 움직여도 모자랄 판에 꼼짝달싹 않고 있으면 허리 통증은 더 심해지기 때문이지요. 한술 더 떠서 허리보조기를 착용하도록 하는 것은 결국 로봇처럼 뻣뻣한 허리를 만드는 악순환의 시작이라고 해도 과언이 아닙니다. 그러므로 척추 압박골절 같은 설명은 귀 기울여 들을 필요가 없습니다. 자신감을 갖고 부드럽게 허리를 움직이는 운동치료와 두들기기, 눌러주기 등의 치료법을 활용하면 분명 좋아집니다.

나이가 있는데 허리 운동을 계속해도 될까요?

Q 67세 환자입니다. 오랜 허리 통증으로 여러 병원을 거쳤는데 뼈에는 이상이 없다며 척추가 낡았으니 움직이지 말라는 진단과 함께 약 처방을 받았습니다. 차도가 없어 꿈의 진료실에서 허리 운동을 한 후 증세가 나아졌는데 제 나이에 계속 허리 운동을 해도 되는지 불안합니다.

A 걱정 말고 허리 운동을 계속하셔야 합니다.

Q 여러 병원에서 척추에는 문제가 없고 허리 척추가 낡고 녹슬어서 그런 것이니 움직이지 말라고 했는데 꿈의 진료실에서는 억지로 앞으로 숙이기와 허리 들어 올리기를 세 차례 반복하라고 하셨잖아요. 저는 너무 놀라고 아파서 비명을 지르며 겨우겨우 그 동작을 했는데 막상 하고 나니 통증이 줄어들고 허리 움직임도 좋아지더라고요. 그렇게 꿈의 진료실을 며칠 더 다니고 나니 정말 꿈처럼 허리 증세가 좋아졌습니다. 그래서 알려주신 대로 운동을 계속하고는 싶은데 여러 병원에서 움직이지 말라는 말을 많이 들어서 더 고민이 됩니다.

A 환자분의 증세는 척추와 무관합니다. 오랫동안 관리되지 않은 채 허리 근육이 굳었기 때문에 생긴 증상이므로 움직이셔야 합니다. 많이 굳은 허리는 조금만 움직여도 통증이 느껴져서 환자 자신도 움직이기가 싫었을 거예요. 움직이지 말라는 의사의 말도 그럴싸하게 들렸을 거고요. 그렇게 조심하며 지내는 동안 안 그래도 굳은 허리는 계속 더 굳었던 겁니다. 너무 오랫동안 뻣뻣하게 굳어서 가벼운 허리 체조로는 절대 부드러워질 수 없었던 것이죠. 더군다나 환자 스스로 허리 체조 등 운동을 하는 것도 쉽지 않았을 거고요. 그래서 꿈의 진료실에서 억지로라도 허리를 움직이도록 했던 겁니다. 굳은 허리 근육을 부드럽게 만들 수 있도록 말이지요. 앞으로도 두려워

말고 허리 두들기기, 눌러주기와 함께 허리 체조를 계속하세요. 허리가 점점 더 건강해지는 걸 느끼실 수 있을 겁니다.

허리가 아파서 평소에 걷기가 힘든데 어떻게 해야 할까요?

Q 허리가 아파서 걷기가 힘듭니다. 걷기운동까지는 힘들어서 못하더라도 일상생활에 필요한 걷기는 해야 하는데 허리가 아플 때는 어떻게 걸어야 할까요?

A 허리가 아프면 자신도 모르게 자꾸 허리를 앞으로 숙여서 걷게 됩니다. 굳은 허리를 편 채 걸으려고 하면 허리 근육이 수축하여 통증이 심해지지요. 구부정하게 앞으로 허리를 숙이면 당장은 더 편하기 때문에 그렇게 걷는 환자들이 많습니다. 하지만 허리를 숙이면 무릎도 같이 굽히게 되어 엉거주춤한 노인 자세가 되기 쉽고, 이런 자세는 허리에 부담을 많이 주어 허리 통증을 악화시킵니다.

우선 억지로라도 무릎 뒤쪽에 힘을 줘서 펴고 아픈 허리 역시 최대한 편 다음 임신부처럼 골반을 앞으로 내밀고 양쪽 발끝이 밖으로 향하는 팔자걸음을 해보세요. 그러면 비교적 편하게 걸을 수 있을 겁니다. 또 평소에 벽 모서리를 잡고 골반을 앞으로 내미는 운동을 습관처럼 하는 것이 좋습니다. 허리를 편 자세를 몸에 익혀 올바른 자세로 걸을 수 있도록 노력해야 합니다.

꿈의 진료실에서는
이렇게 치료합니다1

- 20대 환자 -

◆ 꿈의 진료실 1일차

의 사　"어디가 불편하세요?"

환 자　"며칠 전 무겁지도 않은 물건을 들어 올리다가 허리를 삐끗했더니
　　　오른쪽 허리가 아프고 움직이기가 너무 힘들어요."

의 사　(환자를 의자에 앉히고 허리 오른쪽 근육을 깊게 눌러 보며) "여기가 아픈가
　　　요?"

환 자　(깜짝 놀라며) "아! 네! 거기가 아픕니다."

의 사　"환자분의 허리 통증은 지금 누른 부위의 허리 근육이 굳어서 나
　　　타난 겁니다. 허리를 잘 움직이지 못하는 이유도 허리 근육이 부드
　　　럽지 않기 때문이에요. 우선 굳은 허리를 부드럽게 하는 허리 운동

치료부터 시작하겠습니다."

환 자 "허리가 아파서 조금도 움직이기가 힘든데 운동치료라니…. 못 할 것 같은데요."

의 사 "쉽지는 않겠지만 세 번 정도만 제가 시키는 대로 해보세요. 운동 치료를 하는 동안 어지러울 수 있으니 눈을 계속 뜨고 계셔야 합니 다. 숨을 참지 말고 호흡을 길게 내뱉어야 하고요. 의자에 앉은 채 로 두 무릎을 벌리고 무릎 사이로 머리를 숙여 바닥까지 향하도록 허리를 숙여보세요. 손은 아무데도 대지 말고 머리와 허리만 앞으 로 숙여야 합니다." (환자가 허리를 숙일 수 있도록 머리를 살짝 눌러준다)

환 자 "아악, 으악! 못 하겠어요!" (비명을 지르면서도 허리 앞으로 숙이기를 한다)

의 사 "이제는 일어나는 동작을 할 텐데 머리를 숙인 그 자세에서 손을 하나씩 올려 양 무릎에 대고 머리부터 들어 올린 다음 천천히 허리 를 뒤로 젖혀 보세요." (환자의 허리를 받쳐주면서 어깨를 밀어 올리며 허리 를 완전히 젖히도록 도와준다)

환 자 (완전히 허리를 젖히는 동작에서도 비명을 지른다) "아아악! 젖히는 것도 너 무 아프고 힘들어요!"

의 사 "그래도 잘 참으셨습니다. 처음 이 한 번이 제일 어렵고 힘든데 잘 하셨어요. 이제 같은 동작을 다시 한번 해보겠습니다." (환자가 비명 을 지르면서도 첫 번째보다는 수월하게 숙이기와 젖히기를 한다) "두 번째 해 보니까 첫 번째와 비교해서 좀 어떠세요? 할 만하시죠?"

환 자 "네, 첫 번째보다는 할 만하네요."

의 사 "이제 마지막 세 번째는 제 도움 없이 혼자서 한번 해볼까요?" (환자 는 끙끙대면서도 혼자 허리 숙이기와 뒤로 젖히기를 해낸다)

의 사   "첫 번째 할 때와 지금을 비교하면 어떻습니까?"

환 자   (의아해하며) "어? 움직임이 훨씬 편해지고 통증도 많이 못 느낄 정도로 좋아진 것 같아요. 신기하네요."

의 사   "아직 다 나은 것은 아니지만 환자분의 허리 증세는 척추와 무관합니다. 허리 근육에 문제가 있어서 허리 근육을 풀어주는 운동치료를 한 것이 효과를 본 겁니다. 지금 당장 필요한 치료는 의자에 앉아서 조금 전에 했던 허리 운동치료를 집에 가서도 반복하는 거예요."

환 자   "네, 알겠습니다. 감사합니다!"

◆ 꿈의 진료실 2일차

환 자   (밝게 웃는 얼굴로) "안녕하세요."

의 사   "허리는 좀 어떠세요? 어제 배웠던 '앉아서 하는 허리 숙이기와 젖히기 운동'을 많이 해보셨나요?"

환 자   "네, 그랬더니 많이 좋아졌습니다. 처음 운동치료를 시작할 때는 솔직히 믿음도 안 가고 '이래도 되나' 하는 불안한 마음이었는데 막상 해 보니 놀랄 만큼 좋아지더라고요. 집에 가서도 열심히 했더니 정말 많이 나아졌습니다. 감사합니다."

의 사   "그 운동치료를 계속하시다가 좀 더 자신이 생기면 바닥에 앉아서 허리 숙이기, 엎드려서 허리 뒤로 젖히기, 서서 허리 숙이기와 뒤로 젖히기 같은 큰 동작들도 시도해 보세요. 더 좋아질 겁니다. 허리가 많이 부드러워지면 몽돌 같은 걸로 굳은 부위를 두들겨서 더 부드럽게 해야 합니다. 아픈 허리 밑에 단단한 테니스공이나 조그만

폼롤러를 깔고 몸으로 누르는 것도 좋은 방법이에요."

환 자　"안 그래도 아픈 곳을 더 아프게 두들기고 눌러야 한다고요?"

의 사　"네, 어제 처음 했던 운동치료가 아프고 괴로웠던 것처럼 더 아프게 두들기기, 눌러주기도 해야 합니다. 굳은 근육을 풀어준다는 마음으로 실천해 보세요."

◆ 꿈의 진료실 1주차

의 사　"이젠 좀 어떠세요?"

환 자　"허리 통증도 거의 없고 움직임도 편해져서 살 것 같습니다."

의 사　"잘됐네요. 다행입니다. 증세가 좋아지더라도 이번에 배운 허리 운동치료나 두들기기 등을 계속하셔야 합니다. 지속적인 관리가 허리 건강에 큰 도움이 되기 때문이지요. 치료를 하면서 배운 다음 세 가지를 꼭 기억해 주세요.
첫 번째, 허리 통증은 근육의 긴장 때문이다. 척추와는 아무런 관련이 없다. 두 번째, 스스로 눌러보면 아픈 부위를 찾아낼 수 있다. 특별히 비싼 검사가 필요 없다. 세 번째, 허리 통증은 스스로 고치고 관리해야 한다."

환 자　"네, 잘 알겠습니다. 그동안 감사했습니다. 나을 것 같지 않던 허리 통증이 생각보다 쉽게 낫다니…. 정말 여기는 꿈의 진료실이네요!"
(웃음)

꿈의 진료실에서는
이렇게 치료합니다2

- 만성 허리 통증 노인 -

◆ 꿈의 진료실 1일차

의 사 "어디가 불편하세요?"

환 자 "허리가 너무 아파요. 10년 넘게 아팠는데 그동안 시술, 수술 다 받아보고 좋다는 약, 주사 다 써봤습니다. 그런데도 결국 낫지 않더라고요."

의 사 "진찰대 위에 올라가서 엎드려보시겠습니까?"

환 자 "아이고, 엎드리기 힘든데…" (끙끙대며 엎드린다)

의 사 (환자의 허리 한가운데를 깊게 누르며) "여기가 아픕니까?"

환 자 "아! 거기가 아파요. 아이고!"

의　사 "앞으로 환자분이 집중적으로 치료하고 관리해야 할 부위가 바로 여깁니다. 여기 허리 근육과 인대에 오랫동안 긴장이 쌓이며 굳어서 통증이 생긴 거예요. 이곳을 부드럽게 하면 허리 통증이 사라질 겁니다. (몽돌을 보여주며) 이런 몽돌을 이용해서 두들겨주거나 테니스공같이 단단한 도구를 아픈 곳에 깔고 누워서 눌러주면 됩니다."
(몽돌로 환자의 아픈 곳을 두들겨준다)

환　자 "아아, 너무 아픕니다. 그만요!"

의　사 "허리 가운데 두들기기와 함께 허리 뒤로 젖히기 운동도 해야 합니다. 엎드린 자세로 양손을 바닥에 대고 머리와 허리를 젖혀볼까요?"

환　자 "악! 이 동작도 너무 아프네요!" (소리를 지르면서도 동작을 잘 해낸다)

의　사 "벽 모서리를 잡고 서서 허리를 뒤로 젖히는 동작도 도움이 됩니다. 허리 숙이기도 중요하지만 노인들은 이미 허리가 구부정하게 굳는 중이라서 허리 숙이기보다 젖히기 운동을 더 열심히 해야 합니다."

환　자 "별별 치료를 다 해봐도 안 나았는데 이렇게 한다고 나을까요?"

의　사 "지금 당장은 믿기 어렵겠지만 환자분의 허리 통증은 척추와 아무 관련이 없습니다. 그래서 지금까지 해온 치료가 전혀 도움이 되지 않았던 거고요. 환자분의 통증은 오랫동안 굳은 허리 근육과 인대 때문입니다. 속는 셈치고 할 수 있는 동작부터 실천해 보세요."

◆ 꿈의 진료실 2일차

의　사 "첫날 알려드린 방법들을 실천해 보셨습니까?"

환　자 "두들기기는 너무 아파서 살살 몇 번 했고 허리 젖히기는 여러 번 했어요. 뭐가 뭔지 모르겠지만 조금 나아진 것 같기도 하네요."

의 사 "처음부터 잘하기는 어려우니 할 수 있는 것부터 조금씩 하시면 됩니다. 오늘은 어느 정도 세기로 허리를 두들겨야 하는지 알려드리겠습니다." (환자를 의자에 앉히고 몽돌을 이용해 통증 부위를 30회 정도 두들긴다)

환 자 "아이고, 너무 아픕니다. 못 견디겠어요. 그만요!"

의 사 "괴롭지만 이 정도 세기로 두들겨야 치료가 됩니다. 한 번에 30회 정도가 힘들면 5~6회로 하는 대신 빈도수를 높여 익숙해질 때까지 하셔야 합니다."

환 자 "너무 아파서 못 할 것 같은데…. 그래도 한번 해볼게요."

의 사 "방금 한 것처럼 좀 높은 강도로 허리를 두들기고 허리 젖히기나 숙이기 운동도 뻐근한 정도로 해야 효과가 있으니 명심해 주세요."

◆ 꿈의 진료실 1주차

의 사 "오늘도 두들기기부터 하겠습니다. (환자의 통증 부위를 30회 정도 두들긴다) 이제 두들기기 치료가 좀 견딜 만합니까?"

환 자 "네, 아프긴 해도 훨씬 참을 만해요. 집에서 제가 두들길 때도 두들기는 동안은 아프지만 하고 나면 허리가 시원해지더라고요."

의 사 "잘하고 계신 겁니다. 오늘은 엉덩이 활성화 방법을 알려드리려고 합니다. 허리는 우리가 생각하는 것보다 작습니다. 그래서 허리 위주로 움직이면 힘이 들고 쉽게 통증이 생기지요. 대신 평소에 튼튼하고 큰 엉덩이 근육을 사용해서 허리를 움직이면 약한 허리를 보호할 수 있고 훨씬 수월하게 움직일 수 있습니다. 의자에서 일어날 때는 인사하듯이 몸을 먼저 숙이고 무릎이 다 펴질 때까지 엉덩이를 들어 올린 다음 허리를 들어 몸을 세우고 일어납니다. 마지막으로 엉덩이에 힘을 주며 앞으로 밀면서 엉덩이로 버티듯이 서는 것이 허리에 부담 없이 일어서는 방법입니다. 한번 해볼까요?"

환 자 (의사가 시키는 대로 엉덩이를 이용해서 일어선다) "아, 훨씬 쉽게 일어나지네요. 허리도 편하고요."

의 사 "잘하셨습니다. 젊을 때는 허리를 구부정하게 한 상태에서 허리 힘만으로 일어날 수 있지만 계속 그러면 나이가 들었을 때 허리에 통증이 생길 수 있습니다. 그래서 엉덩이를 사용해 일어나는 습관이 필요한 것이지요. 걸을 때도 엉덩이로 미는 듯이 하면 좋습니다. 의자에 앉을 때도 무릎을 굽히면서 허리를 구부정하게 해서 앉기보다 무릎을 편 채로 인사하듯이 허리를 숙인 다음 그 자세 그대로 엉덩이로 의자에 착륙하듯 앉으면 편합니다. 한번 해볼까요?"

환 자 (의사 말대로 앉는다) "엉덩이를 사용해 앉으니 훨씬 수월하네요." (웃음)

의 사 "약한 허리 대신 엉덩이를 쓰면 허리 통증도 적고 편하게 움직일 수 있습니다. 그러니 지금까지 잘 쓰지 않던 엉덩이를 활성화시켜야겠죠?"

환 자 "네, 중요한 걸 배웠습니다. 이제라도 엉덩이의 중요성을 알게 되어 다행이에요. 더 열심히 하겠습니다!"

◆ 꿈의 진료실 3주차

의 사 "안녕하세요. 이제 자세도 좋고 움직임도 가벼워 보이네요. 허리 통증도 좋아졌지요?"

환 자 (밝은 얼굴로) "네, 통증도 줄어들고 움직임도 훨씬 가벼워졌습니다. 걸음에도 자신이 생겼고요. 신기합니다! 척추와 무관하게 이렇게 좋아질 수 있다는 사실이 믿기지 않아요!"

의 사 "허리 통증이 척추와 상관없다는 설명을 믿고 따라 주셔서 저도 감사합니다. 배운 것들을 계속하시면 점점 더 좋아질 겁니다. 더 건강한 허리를 만들려면 근력운동까지 해보시기를 바랍니다."

환 자 "마지막으로 궁금한 게 있는데요, 제가 경험한 방법들이 효과가 있는데 왜 다른 의사들은 이런 치료를 하지 않는 걸까요?"

의 사 "저도 그 부분이 답답합니다. 이런 치료 방법들은 너무 간단해서 소위 '있어 보이는' 치료가 아니기도 하고 돈을 많이 벌 수 있는 치료도 아니라서 그런 것 아닐까요?" (웃음) 주변에 허리 통증으로 고생하는 분들이 있으면 경험하신 것들을 널리 알려주세요. 많은 분들이 도움을 받을수록 저는 의사로서 사명을 다하는 거라 생각합니다."

환 자 "여기를 소개한 친구가 이 병원밖에 희망이 없다고 했는데, 정말 여기는 꿈과 희망을 주는 진료실이네요!" (웃음)

✎ 평생 안 아픈 허리 만들기

- 허리 통증은 근육의 긴장이 원인이다. 즉 척추와는 무관하다.
- 스스로 통증의 원인이 있는 곳을 찾아낼 수 있다. 손으로 직접 눌러서 진찰하지 않고 다짜고짜 권하는 비싼 MRI나 X-ray 같은 검사는 대부분 필요가 없다.
- 허리 통증은 두들기기, 허리 체조 운동 등으로 스스로 치료, 관리할 수 있다. 일시적인 좋은 약, 좋은 주사를 조심하자.
- 비싼 척추 주사 치료, 통증과 관련 없는 척추 수술 등 상업적 치료를 멀리하자.
- 스스로 진찰하고 고치고 관리할 수 있으므로 유명 척추 병원, 명의, 권위자들도 한 번쯤 의심의 눈초리로 바라보자.
- 두들기기 등 기본 치료를 습관화하고 장기적으로 근력운동에도 도전하자.

PART 03

엉덩이에서 다리까지

엉덩이에서 다리에 이르는 저릿한 통증

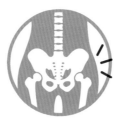

의사여, 네 자신을 고쳐라.

-<누가복음> 4장 23절 중에서-

엉덩이에서 다리에 이르는 증세들

성별을 불문하고 진료실에서 가장 흔하게 접하는 증세가 '엉덩이가 아프다, 다리가 저리고 당긴다, 다리에 힘이 없다, 걷기가 힘들다, 발이 저리고 시리고 열이 난다, 감각이 둔하다'와 같은 노인성 증세입니다. 이런 증세들은 나이가 드는 과정에서 나타나므로 주로 노인들에게 많이 발생하고 40~50대 환자들에게서도 비교적 흔하게 나타납니다.

계속 반복하지만 이런 증상들은 그 원인을 새롭게 이해하고 치료하면 환자 스스로 평생 관리하며 통증 없이 살 수 있습니다. 위에서 언급한 증상들은 한 가지 원인으로 생기는 것이 아니라 각각 엉덩이, 허벅지, 하퇴부(아랫다리), 발에 원인이 있기 때문에 해당 부위들을 관리해야 고칠 수 있습니다. 쉽지 않은 과정이지만 분명히 치료가 가능합니다. 엉덩이에서 다리에 걸쳐 나타나는 다양한 증상들을 고치려면 다음의 기본 치료가 필요합니다.

1. 엉덩이 두들기기
2. 바렌으로 허벅지 눌러주기
3. 비골두 아래 두들기기
4. 지압봉으로 발등 눌러주기

이번 파트는 여러 부위를 다뤄야 하는 만큼 타 파트와 구성이 조금 다릅니다. 이 점 기억하면서 힘차게 시작해 봅시다!

엉덩이 통증이
척추디스크, 협착증
때문이라고?

우리 몸 전체 근육의 2/3는 하체에 있고 하체를 움직이는 원동력은 엉덩이 근육에서 나옵니다. 그래서 엉덩이가 아프고 엉덩이에 문제가 있다는 것은 우리 몸 전체를 움직이고 사용하는 데 문제가 생겼다는 말과 같다고 할 수 있지요. 엉뚱하게도 우리 몸의 기둥은 허리라고 잘못 알려져 있는데 허리는 튼튼한 엉덩이 위에 놓인 불안정하고 약한 부위일 뿐입니다. 더구나 허리 척추는 우리 몸을 움직이는 원동력과 무관합니다.

허리에서 다리에 이르는 여러 증세 중 가장 많이 나타나는 것이 엉덩이 증세입니다. 엉덩이에는 우리 몸을 지탱하고 움직이도록 하는 큰 근육이 있지요. 병든 소가 일어나려고 할 때 엉덩이가 들리지 않아 다시 주저앉는 것처럼 사람도 엉덩이 근육이 약해지면 돌아눕거나 일어나거나 앉고 서고 걷는 등의 일상적인 움직임이 어려워집니다. 엉덩이 근육이 굳으면서 생기는 통증 때문에 밤에 잠을 이루기 힘들고 몇 발자국만 걸어도 통증이 생겨서 걷지 못하거나 숙이기, 누워서 돌아눕기, 누워 있다가 몸을 일으키기 등이 어려워지지요. 또는 의자에 앉아 있다가 일어나는 동작이 힘들어지거나 서 있다가 앉는 동작을 할 때 추락하듯이 털썩 주저앉게 됩니다. 평소 불편한 느낌 없이 익숙하게 잘 서 있던 사람도 엉덩이 근육이 약해지면 균형을 못 잡고 한쪽으로 쏠리면서 비틀거리다 쓰러지기도 합니다. 몸을 약간 회전하면서 방향을 바꾸는 쉬운 동작도 안정감이 사라져 잘 넘어지게 되고요. '엉덩이가 아프고 저리고 시큰거린다, 엉덩이가 아파서 걷다가 쉬어 가야 할 정도로 걷기가 힘들다'와 같은 엉덩이 증세를 가진 환자들은 통증뿐만 아니라, 걷기, 일어서기, 앉기, 돌아눕기, 누워서 몸을 움직이기 등 일상생활에서 흔히 하는 동작에 어려움을 느낍니다.

　엉덩이 통증과 더불어 다리가 저리고 당기는 증상을 호소하는 분들도 자주 볼 수 있습니다. 그 원인을 척추의 디스크나 협착증 등에서 찾는 경우가 정말 많은데 이런 증상들은 의외로 엉덩이 근육이 굳어서 생깁니다. 노화가 진행되면서 근육이 점차 굳고 그 과정에서 엉덩이 근육의 기능 역시 떨어지기 때문이지요. 그래서 이런 증상이 나타나면 엉덩이 치료부터 시작하는 것이 기본이고 핵심입니다.

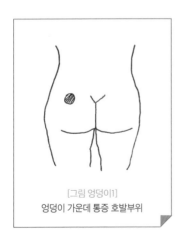

[그림 엉덩이1]
엉덩이 가운데 통증 호발부위

　허리에서 발끝까지의 근육 중 엉덩이 근육이 제일 빠르게 늙고 많이 굳습니다. 엉덩이 근육이 굳으면서 통증을 비롯한 여러 증세가 나타나기 때문에 엉덩이 관리부터 시작해야 이런 증세들을 고칠 수 있지요. 엉덩이 근육 중에서도 엉덩이 한가운데 깊은 곳에 있는 근육이 잘 굳는데 이 부위를 손가락으로 꾹 누르면 통증이 있는 위치를 확인할 수 있습니다. 엉덩이 통증, 저림과 같은 증세들은 이곳을 집중적으로 관리하면 극적인 효과를 얻을 수 있습니다.^{그림 엉덩이1}

꿈의 진료실에서 알려주는
내 엉덩이 고치는 법

허리에서 발끝까지 중에서 가장 빠르게 늙는 엉덩이 근육, 특히 통증의 원인으로 자주 언급되는 엉덩이 한가운데 깊은 근육은 풀어주기가 쉽지 않습니다. 지금부터 소개하는 방법들을 참고하여 스스로 엉덩이 근육을 풀어 봅시다.

❶ 엉덩이 두들기기

굳은 엉덩이 근육을 부드럽게 하는 첫 번째 방법은 두들기기입니다. 딱딱하게 굳은 근육을 두들겨서 부드럽게 만드는 것이지요. 굳은 엉덩이 근육을 두드릴 때에는 약간 무게가 있고 큰 몽돌을 사용하는 것이 좋습니다. 처음에는 엉덩이 가운데 부분을 두들기다가 차차 엉덩이 이곳저곳을 골고루 두들겨주는 것이 좋지요.

크고 깊은 엉덩이 근육을 스스로 두들기는 일은 결코 쉬운 일이 아닙니다. 특히 노인들은 처음부터 두들기기를 잘하기가 쉽지 않은데, 비교적 쉽게 엉덩이를 두들기는 방법은 의자에 다리를 꼬고 앉아 두들기는 방법입니다. 다리를 꼬고 앉으면 큰

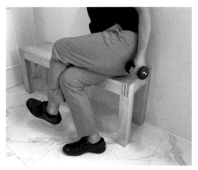

[사진 엉덩이1] 아령으로 엉덩이 두들기기

엉덩이 근육이 납작해지므로 이 상태에서 엉덩이를 두들기면 효과적입니다. 두들기기를 처음 시작할 때는 손에 쥐기 쉽고 가벼운 몽돌을 이용하는 것이 좋습니다. 무게 있는 몽돌이 버거우면 손에 쥐기 쉬운 여성용 1kg짜리 아령을 이용해 비교적 수월하게 두들기기를 시도해 보세요.

스스로 하는 엉덩이 두들기기는 많이 할수록 좋습니다. 다만 한 번에 몰아서 수백 번 두들기고 그만두는 것보다 주기적으로 하는 것이 좋지요. 한 번에 10~20회 정도를 한 세트로 해서 그 세트 수를 늘리는 것이 효율적입니다. 처음에는 5~6번만 해도 너무 아플 수 있으므로 한 세트당 감당할 수 있을 만큼의 횟수로 시작하여 점차 그 횟수를 늘려야 합니다.

두들기기 치료를 하면 누를 때마다 아프기도 하고 누른 부위에 멍이 들기도 합니다. 걷기가 힘들어지면서 몸살로 드러눕기도 하지요. 증세가 사라지기는커녕 더 괴로워지니 환자들은 두들기기를 할 엄두를 내지 못하는 것이 사실입니다. 두들기기 치료가 익숙해질 때까지 긴 시간이 필요하지만 일단 약한 강도부터 차근차근 실천하며 시작하는 것이 중요합니다. 강도는 스스로 두들겨서 통증을 느낄 정도면 되는데 이때 중요한 것은 너무 살살, 대충 두들기면 안 되고 아파서 소리가 날 정도로 두들겨야 효과가 있다는 것

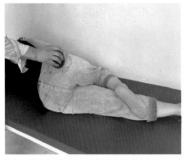
[사진 엉덩이2] 몽돌로 엉덩이 두들겨주기

입니다. 엉덩이 두들기기를 열심히 해도 중세가 호전되기까지는 최소 3~4주가 걸립니다. 대부분의 환자들은 중세 호전을 느끼기까지 평균 2~3개월이 걸리고 두들기기를 힘들어하는 노인들은 시간이 더 걸릴 수도 있지요. 두들기기를 하다가 통증이 사라지거나 시원한 느낌이 들면 횟수를 조금씩 줄여도 됩니다. 하지만 중세가 완전히 좋아져도 퇴행성변화들은 계속되므로 간헐적이라도 습관처럼 두들겨주는 것이 좋습니다.

중세가 나타나기까지 오랜 세월이 지난 경우가 많으므로 치료나 관리에도 긴 시간과 노력이 필요합니다. 지금 당장 두들기기를 시작해도 모자란 환자들이 대다수지만 안타깝게도 자신의 중상과는 무관한 척추디스크나 협착증 같은 황당한 병명과 상업적인 치료에 시간을 낭비하고 있습니다. 병도

CHECK

엉덩이 두들기기 치료 시 주의할 점
너무 세게 두들겨서 심하게 멍이 들거나 열이 나고, 붓고, 통증을 참을 수 없을 정도라면 냉찜질을 하면서 통증이나 부기가 가라앉을 때까지 며칠 쉬는 것이 좋습니다. 하루이틀 열심히 두들긴다고 증세가 확 좋아지거나 며칠 동안 두들기지 않는다고 증세가 악화되는 것은 아니므로 두들기기를 쉴 때는 과감하게 푹 쉬어도 됩니다. 아스피린이나 다른 항혈전제를 복용하는 환자들은 멍이 들기 쉬우므로 처음에는 강도와 횟수를 줄여서 두들기기를 시작하는 것이 안전합니다. 익숙해진 다음에는 혈관에 탄력이 생기면서 멍이 잘 들지 않기 때문에 강도를 높여서 두들겨도 됩니다.

고치지 못하고 돈과 세월을 빼앗기고 있는 것이지요. 앞서 여러 챕터를 통해 두들기기 치료의 중요성을 언급한 바 있지만 특히 엉덩이 부위는 두들기기가 어렵고 증세가 호전되기까지 오랜 시간이 걸립니다. 그래서 다른 부위를 두들길 때보다 더 많은 노력이 필요하다는 것을 꼭 기억하셨으면 합니다.

❷ 엉덩이 운동치료

굳은 엉덩이 근육을 국소적으로 두들겨서 부드럽게 할 수도 있지만 엉덩이 근육을 수축·이완시켜서 부드럽게 만들 수도 있습니다. 엉덩이 운동치료의 기본 동작은 '엉덩이(혹은 골반) 앞으로 밀기'와 '엉덩이 뒤로 빼기'입니다. 기본 동작과 더불어 평소에 습관처럼 하기 좋은 동작들을 몇 가지 더 살펴봅시다.

(1) 엉덩이(혹은 골반) 앞으로 밀기

벽 모서리를 잡고 서서 무릎 뒤에 힘을 주어 완전히 펴고 골반을 최대한 앞으로 내미는 엉덩이 근육 수축 운동입니다. 엉덩이 앞으로 밀기는 엉덩이 증세가 있는 환자들이 해야 할 가장 기본적이고 중요한 운동치료입니다. 이 운동을 하면 엉덩이 근육이 수축되면서 심한 통증을 느끼거나 시큰거리는 느낌이 들기도 해서 동작을 하기가 쉽지 않습니다. 이런 이유로 엉덩이 통증 환자들은 엉덩이를 약간 뒤로 빼서 노인처럼 걷는 것을 더 편하고 익숙하다고 느끼지요.

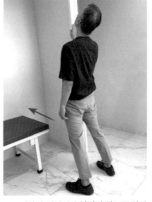

[사진 엉덩이3] 엉덩이 앞으로 밀기

처음에는 많이 아프고 시큰거리지만 참고 반복적으로 연습하면 나중에는 골반을 최대한 앞으로 내밀어도 통증보다는 시원함을 느끼게 됩니다. 엉덩이를 앞으로 내미는 운동치료가 익숙해지면 엉덩이에 힘도 생기고 허리도 자연스럽게 펴지면서 자세도 꼿꼿하게 좋아지고 걸음걸이에도 안정감이 생기지요. 엉덩이 증세가 없는 사람들도 이 운동을 습관화하면 엉덩이 근육이 활성화되어 허리에 안정감이 생깁니다.

걸을 때나 서 있을 때에도 엉덩이 앞으로 밀기 동작을 응용할 수 있습니다. 우선 걸을 때는 엉덩이를 앞으로 미는 느낌으로, 두 다리보다는 엉덩이로 걷는다고 생각하면서 걸어보세요. 안정적으로 오래 걷기가 가능합니다. 그리고 서 있을 때 엉덩이 앞으로 밀기 자세를 하면 엉덩이를 중심으로 안정적으로 서 있을 수 있고 허리와 다리 특히 무릎에 통증을 느끼지 않고 오래 서 있을 수 있습니다. 아무 생각 없이 오래 서 있을 때의 자세를 살펴보면 무릎을 조금 굽히고 엉덩이는 뒤로 빼고 허리는 약간 앞으로 숙인 경우가 대부분인데 이 자세는 무릎과 허리에 부담을 주기 때문에 서서히 통증이 생겨 결국 오래 서 있기가 힘들어집니다. 그래서 엉덩이 앞으로 밀기 동작을 활용하여 안정적으로 서 있는 자세에 익숙해지면 통증 없이 오래 서 있기가 가능합니다.

(2) 엉덩이 뒤로 빼기

서서 벽 모서리를 잡고 엉덩이를 뒤로 최대한 빼면서 허리를 앞으로 숙이는 운동으로 무릎을 완전히 펴는 것이 아주 중요합니다. 엉덩이 뒤로 빼기 역시 엉덩이와 다리의 굳은 근육을 스트레칭하는 치료 방법이지요.

허리를 앞으로 숙인다는 생각보다는 '엉덩이를 뒤로 빼는 운동'이라고 생각해야 안전하게 할 수 있으며, 익숙해지면 벽 모서리에서 손을 떼고 최대한 바닥을 향해 머리를 숙여 보는 것이 좋습니다. 엉덩이 앞으로 밀기와 엉덩이 뒤로 빼기 운동은 굳은 엉덩이 근육 치료에 중요한 두 가지 기본 운동법입니다. 번갈아 가며 반복해서 엉덩이 근육의 수축과 이완이 잘 이루어지도록 실천해 봅시다.

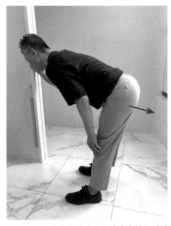

[사진 엉덩이4] 엉덩이 뒤로 빼기

　엉덩이 앞으로 밀기와 마찬가지로 엉덩이 뒤로 빼기도 일상생활에 응용할 수 있습니다. 우선 서서 허리를 앞으로 숙일 때 허리 자체를 먼저 숙이면 허리에 부담이 많이 가기 때문에 통증이 생길 수 있습니다. 이때는 무릎을 펴고 엉덩이를 뒤로 빼면서 엉덩이가 주동적으로 움직인 다음 허리가 자연스럽게 따라서 앞으로 숙여지도록 해야 합니다. 이렇게 하면 동작을 비교적 편하게 할 수 있습니다.

　낮은 곳에 물건을 놓을 때에도 무릎을 편 채로 엉덩이를 뒤로 빼면서 허리를 앞으로 숙여서 놓고 물건을 들어 올릴 때도 엉덩이를 뒤로 빼면서 허리를 숙여서 물건을 잡은 다음 그대로 상체를 들어 올립니다. 이는 허리에 부담을 주지 않으면서 낮은 곳에 물건을 두거나 낮은 곳에 있는 물건을 들어 올릴 수 있는 방법입니다. 또 세면대에서 세수할 때에도 엉덩이 뒤로 빼기 동작을 응용할 수 있습니다. 세수를 하는 동안 세면대 쪽으로 허리를 숙이고 있는 시간이 생각보다 길기에 무릎을 굽히고 허리를 구부정하게 숙인 채 세수를 하면 허리 근육에 긴장이 쌓입니다. 그래서 세수를 마치고 일어서다가 허리를 삐긋하는 경우가 많지요. 무릎을 펴고 엉덩이를 뒤로 빼고 허리를 편 채로 숙여서 세수하는 습관을 들이면 허리 건강에 큰 도움이 됩니다.

(3) 엉덩이, 다리 스트레칭 치료

바닥에 앉아서 두 다리를 펴
놓고 허리를 숙여 발을 잡는 동
작을 하면 자연스레 엉덩이와 다
리를 스트레칭할 수 있습니다. 허
리, 엉덩이, 다리 근육이 많이 굳

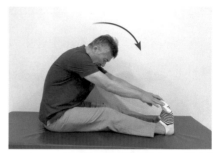

[사진 엉덩이5] 엉덩이, 다리 스트레칭하기

은 환자는 두 다리를 펴고 바닥에 앉는 단순한 자세조차 아주 어려울 수 있
으므로 너무 힘이 들면 무리하지 않도록 합니다. 이런 환자의 경우에는 처
음에 무릎을 굽혀서 운동을 시작하는 것이 안전하고 동작이 익숙해지면 점
차 무릎을 펴면서 운동하는 것을 추천합니다.

(4) 코브라 자세 만들기

요가를 하는 분들에게 특히 익숙한 이 동작은 양손을 바닥에 대고 엎드
려서 머리와 허리를 들어 올리며 엉덩이를 수축시키는 동작입니다. 흔히 '코
브라 자세'라고 하는 이 동작을 하면 '서서 하는 엉덩이 앞으로 밀기'처럼 엉
덩이에 통증과 시큰거림이 발생
하기도 하지만, 운동 횟수를 점
차 늘려 반복하면 통증과 시큰거
림에 익숙해지면서 통증이 전반
적으로 완화됩니다.

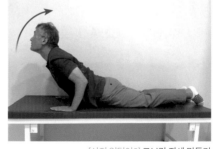

[사진 엉덩이6] 코브라 자세 만들기

(5) 반가부좌 자세로 허리 숙이기

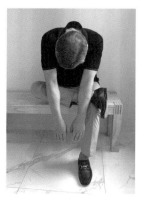

[사진 엉덩이기]
반가부좌 자세로 허리 숙이기

의자에 앉아서 발을 반대편 허벅지 위에 올린 반가부좌 자세를 한 상태로 허리를 앞으로 숙여서 엉덩이를 스트레칭하는 동작입니다. 바닥에 앉아서 해도 되고 의자에 앉아서 해도 되지요. 엉덩이에 증세가 있는 환자들은 걷다가 갑자기 엉덩이 통증을 느끼는 경우가 많은데 그럴 때 적당한 곳에 앉아서 반가부좌 자세로 엉덩이 스트레칭을 해주면 통증이 쉽게 사라집니다.

엉덩이 앞으로 떨기와 뒤로 빼기 운동은 엉덩이뿐만 아니라 허리에도 좋습니다. 이 운동을 하는 동안 허리가 자연스럽게 뒤로 젖혀지기도 하고 앞으로 숙여지기도 하기 때문이지요. 일상생활에서도 무릎을 편 채로 엉덩이를 뒤로 빼면서 허리를 숙이면 편하고 안전하게 허리를 숙일 수 있고, 무릎 뒤를 펴면 엉덩이 근육에도 힘이 들어가 자세가 안정되고 허리까지 곧게 펴집니다. 반대로 무릎을 굽히고 허리를 숙이면 허리가 구부정해지면서 허리에 통증이 생기기 쉬우니 주의해야 합니다.

❸ 기타 엉덩이 관리법

앞서 알려드린 여러 운동법 외에도 다양한 엉덩이 관리법이 있습니다. 하나씩 차근차근 살펴보겠습니다.

(1) 엉덩이 활성화시키기

일상생활에서 하는 동작들을 가능하면 엉덩이를 사용해서 해봅시다. 무룹, 허리 파트에서 언급했던 방법이지만 중요하므로 한 번 더 알려드리겠습니다. 의자에서 일어날 때는 앞으로 인사하듯이 허리를 먼저 숙인 다음 무릎이 펴질 때까지 엉덩이를 들어 올려 몸을 세웁니다. 의자에 앉을 때도 무릎을 펴고 서 있는 자세에서 인사하듯이 허리를 앞으로 숙이고 천천히 엉덩이를 의자에 착륙시키듯 앉습니다. 이렇게 일어나고 서면 큰 엉덩이 근육을 사용하기 때문에 무거운 우리 몸의 무게를 이겨내며 쉽게 움직일 수 있습니

[사진 엉덩이8] 엉덩이 스쾃

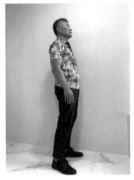

① 두 발을 팔자로 밖을 향하도록 벌리고 선다.

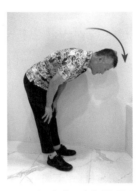

② 무릎을 편 채로 엉덩이를 뒤로 빼면서 인사하듯 허리를 숙인다.

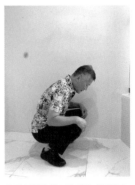

③ 양 무릎을 밖으로 향하게 굽히며 쪼그려 앉는다.

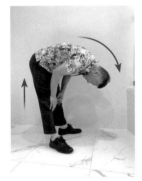

④ 쪼그려 앉은 자세에서 머리를 앞으로 더 숙이면서 엉덩이를 위로 들며 무릎을 편다.

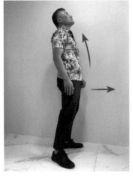

⑤ 허리를 펴고 일어선다. 마지막으로 골반을 앞으로 밀어준다.

다. (67쪽 사진 참고) 이 동작이 익숙해지면 의자를 치우고 허공에서 엉덩이를 사용해 일어나고 앉는 것도 좋습니다. 좀 더 자신감이 생기면 완전히 쪼그려 앉았다가 일어나는 엉덩이 스쿼에도 도전해 보시기를 추천합니다. 엉덩이 스쿼은 허리와 무릎에 부담을 주지 않고 할 수 있는 엉덩이 근육 활성화 운동으로 자극이 심하지 않아서 노인들이 하기에도 무리가 없습니다. 엉덩이 스쿼으로 엉덩이 힘도 기르고 몸 전체에 활력을 불어넣어 봅시다.

(2) 하체운동의 꽃! 대퇴내전근 운동

벽 모서리 잡고 엉덩이 앞으로 밀기 운동을 할 때 양 허벅지 위의 안쪽(대퇴내전근)을 조이면서 골반을 앞으로 내밀면 엉덩이 근육에 힘이 더 많이 들어갑니다. ^{그림 엉덩이2} 평소에 서 있을 때도 습관처럼 허벅지를 안으로 조여서 대퇴내전근에 힘을 주고 골반을 앞으로 내밀면 엉덩이 근육운동에도 좋고 다리 전체에 안정감이 생기지요.

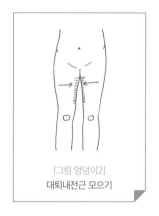

[그림 엉덩이2]
대퇴내전근 모으기

벽을 잡고 하는 운동보다 더 적극적으로 대퇴내전근을 훈련하고 싶다면 헬스장에 있는 일명 '쩍벌기구'에 앉아서 대퇴를 안으로 모으는 내전운동을 하시기를 추천합니다. '쩍벌기구'에서 하는 대퇴내전근 운동은 여자들에게만 필요한 운동이라고 잘못 알려져 있는데 사실은 '하체운동의 꽃'이라고 불리는 아주 중요한 운동입니다. 그러므로 성별에 상관없이 적극적으로 해당 운동을 하면서 대퇴내전근, 엉덩이 근육을 강화시켜야 합니다. 대퇴내전근 운동을 케겔 운동과 헷갈리는 분들이 많지만 이 운동은 큰 엉덩이 근육 전체를 수축시키는 운동이므로 항문 주위의 작은 괄약근 위주로 수축 운동을 하는 케겔 운동과는 다르다는 것도 같이 기억해 주세요.

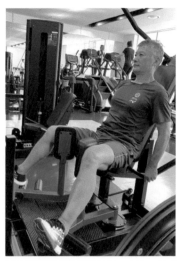

[사진 엉덩이9] 일명 쩍벌기구(inner thigh machine)

가만히 서 있을 때 어떤 자세로 서 있는지 물어보면 아무 생각 없이 서 있어서 잘 모르겠다는 분들이 많습니다. 하지만 곰곰이 생각해 보면 엉덩이와 다리에 힘을 주지 않고 서 있는 경우가 많을 겁니다. 그렇게 서 있으면 엉덩이, 다리에 쉽게 긴장이 쌓이기 때문에 피로감과 통증이 생기기 쉽습니다. 따라서 오늘부터 의식적으로 허벅지 안쪽과 엉덩이를 사용해서 버티는 느낌으로 서 있어 봅시다. 이 자세를 습관화해서 엉덩이 근육을 관리하면 자연스레 통증과 이별할 수 있습니다.

(3) 엉덩이 근육 강화운동

앞서 말씀드렸듯이 우리 몸의 중심은 허리가 아닌 엉덩이입니다. 그래서 연령을 불문하고 엉덩이 근력운동을 하는 것이 굉장히 중요한데 특히 노인들에게는 더 중요합니다. 노인들이 해야 할 근력운동 중 딱 한 가지만 꼽으라면 엉덩이 근력운동을 꼽을 정도이기 때문이지요. 맨몸으로 하는 스쾃, 런지, 데드리프트도 좋지만 익숙해지면 중량을 싣고 하는 것도 큰 도움이 됩니다.

지금까지 알려드린 운동법이 다소 어렵다면 난도가 낮은 엉덩이 근육운동법을 알려드리겠습니다. 앞서 언급했던 '엉덩이 앞으로 밀기 운동'을 누워서 하거나 앉아서 허벅지를 조이며 하면 비교적 쉽게 운동을 할 수 있으며, 누워서 골반을 들어 올리는 브리지 운동도 쉽게 할 수 있는 엉덩이 근력운동 중 하나입니다. 또 엎드려서 양쪽 다리를 뒤로 번갈아 들어 올리기, 서서 뒤로 발차기 등 간단한 운동들이 많으니 자신에게 잘 맞는 운동부터 시작하여 부담 없이 엉덩이 근육을 강화해 봅시다.

최고의 척추 명의, 유명 척추 병원에서 시술과 수술을 받아도 낫지 않던 엉덩이 증세가 엉덩이 두들기기 치료, 운동치료로 나아지는 것을 경험한 환자들은 감사해하기도 하고 척추에는 손도 안 댔는데 어떻게 이렇게 좋아질 수 있냐고 따지듯이 묻기도 합니다. 오랜 세월 통증에 시달렸던 만큼 기쁘기도 하지만 한편으로는 디스크나 협착증 같이 척추가 잘못됐다고 틀린 진단을 하거나 불필요한 치료 때문에 여러 병원을 전전했던 사실에 화가 치밀기도 해서겠지요.

환자들의 엉덩이 증세는 척추가 아니라 엉덩이 근육이 원인이기에 엉덩이 근육을 치료하면 좋아지는 것이 당연합니다. 하지만 엉덩이에 증세가 있다고 하면 다수의 의사들은 환자의 엉덩이를 눌러보지도 않고 쉽게 디스크니 협착증이니 하는 진단을 내립니다. 값비싼 MRI 검사나 척추 시술과 수술을 권하는 경우도 셀 수 없고요. 하지만 이러한 치료는 잠시 반짝하는 효과는 있을지 몰라도 근본적인 문제를 해결하는 방법이 아닙니다. 안타까운 것은 이런 엉터리 치료가 현재진행형이라는 것이지요. 엉덩이 증세를 치료하기 위한 척추 관련 치료들은 먼 미래에 의학의 흑역사로 남을 거라 확신합니다. 반대로, 꿈의 진료실에서 엉덩이 두들기기와 운동치료를 경험한 환자들은 의학의 새 역사를 함께 쓰고 있다고 자부하고요.

허벅지 통증은
엉덩이와 무관하다?

엉덩이의 통증을 호소하는 환자들 대부분은 '허벅지 뒤가 아프고 저리다, 뒷다리가 당겨서 괴롭다, 다리가 무거워서 걷지 못하겠다'와 같은 허벅지 증세를 동시에 경험합니다. 하지만 이러한 허벅지 증상들은 엉덩이 때문에 생기는 것이 아닙니다. 엉덩이 증세는 엉덩이가 문제고 허벅지 증세는 허벅지에 문제가 생겨서 나타나는 것이지요. 따라서 엉덩이에 증세가 있으면 엉덩이를 치료해야 하고 허벅지에 증세가 있으면 허벅지를 치료해야 합니다.

허벅지 근육이 굳으면 허벅지 자체에도 증세가 나타나지만 허벅지 뒤를 지나가는 신경(좌골신경)에도 압박을 주면서 하퇴부(아랫다리)와 발의 저림, 열감, 시림 같은 신경 증세도 동시에 나타납니다. 그래서 허벅지를 치료하면 허벅지 자체의 통증과 저림 증세도 좋아질 뿐 아니라 하퇴부나 발의 신경 증세도 같이 좋아지지요.

꿈의 진료실에서 알려주는
내 허벅지 고치는 법

엉덩이 증세의 원인이 엉덩이 근육에 있는 것처럼 허벅지 증세도 허벅지 뒤쪽 근육이 굳어서 생깁니다. 허벅지 뒤쪽 근육이 굳으면 통증, 당김, 좌골신경 자극으로 인한 저림 등의 증세와 함께 '다리가 무겁다, 걸음이 안 걸어진다, 내 다리가 아닌 것 같다'는 증상들을 호소하는 경우가 많습니다. 엉덩이 근육처럼 허벅지 뒤쪽 근육들도 부드럽게 풀어주면 위와 같은 증세를 모두 고치고 관리할 수 있습니다. 다음을 참고하여 스스로 관리해 봅시다.

❶ 바렌으로 눌러주기

엉덩이 관리도 쉽지 않지만 허벅지 뒤쪽 근육도 크고 강력하며 탄력이 좋아서 굳은 근육을 부드럽게 풀어주기가 어렵습니다. 더구나 허벅지 뒤쪽은 손이 잘 닿지 않아 스스로 누르기가 힘들기 때문에 바렌(판화용 문지르개) 같

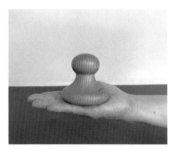

[사진 엉덩이10] 바렌

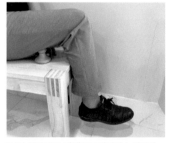

[사진 엉덩이11] 바렌으로 허벅지 눌러주기

은 도구를 사용하시기를 추천합니다. 바렌이 없다면 딱딱하고 적당한 높이의 마사지공, 야구공 등을 사용해도 좋습니다.

딱딱한 의자 위에 바렌을 놓고, 그 위에 허벅지를 대고 누르면서 굳은 근육을 부드럽게 풀 수 있습니다. 소파나 자동차 의자 같은 푹신한 곳에서는 2~3cm 두께의 책 위에 바렌을 놓고 허벅지를 눌러주면 같은 효과를 볼 수 있지요.

엉덩이 근육과 마찬가지로 허벅지 뒤쪽 근육 역시 길고 넓습니다. 그래서 한꺼번에 다 누르기보다는 바렌으로 눌러봐서 가장 아픈 곳부터 집중적으로 관리하는 것이 효과적입니다. 허벅지 뒤쪽 근육의 위아래, 허벅지 뒤의 바깥쪽과 가운데, 그리고 안쪽을 골고루 바렌으로 눌러서 스스로 치료해 봅시다.

처음에는 깜짝 놀랄 정도로 아파서 비명이 절로 나오겠지만 괴로움을 참고 시도해야 합니다. 5~6회 정도를 한 세트로 하여 시작하고 점차 횟수와 세트 수를 늘립니다. 엉덩이 근육이 굳어도 그럴 수 있지만 허벅지 뒤쪽 근육이 굳으면 특히 허벅지나 하퇴부, 발의 저림, 열감, 시림 등 이상감각 증세가 생기기 쉽습니다. 다리나 발이 저리거나 열감이 느껴지는 환자들은 바렌으로 허벅지를 3~5분 혹은 그 이상 길게 눌러주어야 해당 증상들이 사라집니다. 한 가지 주의할 점은 바렌으로 몇 분간 계속 허벅지를 눌렀을 때 저림 증세가 더 심해지거나 무감각해지는 등 변화가 생기기 시작하면 누르기를 멈추거나 위치를 바꿔가며 눌러주어야 한다는 것입니다. 괴롭고 쉽지 않은 치료법이지만 참고 실천하면 허벅지, 하퇴부, 발의 다양한 증세를 평생 스스로 고칠 수 있습니다.

❷ 허벅지 스트레칭 치료

바렌을 이용한 허벅지 뒤쪽 눌러주기와 함께 스트레칭을 해주면 큰 효과를 볼 수 있습니다. 무릎 뒤를 펴고 허리를 앞으로 숙여서 허벅지 뒤쪽 근육을 포함해 다리 전체를 스트레칭합니다. 이 치료법은 서서 해도 되고 바닥에 앉아서 해도 됩니다.

허벅지 뒤쪽 스트레칭과 함께 앞서 설명한 엉덩이 앞으로 밀며 허리 뒤로 젖히기를 하면 시너지가 납니다. 허벅지 뒤쪽이 많이 굳은 환자는 저림 증상으로 앞으로 숙이거나 뒤로 젖히기가 힘들 수 있습니다. 이런 환자는 증세가 있는 쪽의 발을 반대편 허벅지 위에 올리는 반가부좌 자세를 한 다음 두 손으로 무릎을 눌러 허벅지를 스트레칭하면 증세 완화에 도움이 됩니다. (27쪽 사진 참고) 괴로운 과정을 참고 조금씩 횟수와 강도를 늘려봅시다. 다리가 점차 시원해지는 것을 몸소 경험할 수 있을 겁니다.

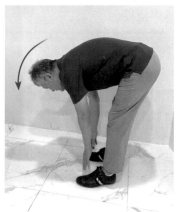

[사진 엉덩이12] 서서 다리 스트레칭하기

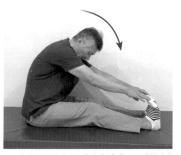

[사진 엉덩이13] 앉아서 다리 스트레칭하기

❸ 허벅지 근육운동

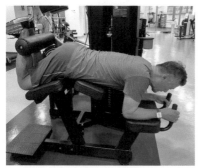

[사진 엉덩이14] 레그 컬(leg curl) 운동

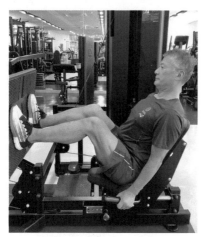

[사진 엉덩이15] 레그 프레스(leg press) 운동

바렌으로 눌러주기, 스트레칭 같은 치료를 하면서 장기적으로는 허벅지 뒤쪽 근육을 강화하는 운동을 해서 허벅지 근육의 수축력을 높이는 것도 허벅지 증세 관리에 큰 도움이 됩니다. 이런 운동에는 무릎을 굽혀 발뒤꿈치가 엉덩이에 닿도록 하는 레그 컬(leg curl) 운동과 레그 프레스(leg press) 운동이 효과적입니다. 두 운동 모두 헬스장 머신을 이용하여 할 수 있으며 점차 강도를 높여가면서 근육을 강화하는 것이 좋습니다. 머신이 부담스럽다면 레그 컬 운동은 바닥에 엎드려서 맨몸으로 해도 됩니다.

❹ 허벅지 앞·옆쪽 관리법

허벅지(대퇴부) 관련 증세는 주로 허벅지 뒤쪽에서 많이 나타나므로 그 부위를 관리하는 것이 중요하지만 대퇴부 앞·옆쪽 근육이 굳어서 증세가 생기는 경우도 있습니다. 주로 대퇴부 앞쪽이나 옆쪽 중간 부위에서 증상이 생기며^{그림 엉덩이3} 열감과 무감각 같은 이상감각 또는 통증이 느껴지는데 이와 같은 증상들도 두들기기를 통해서 완화할 수 있습니다.

대퇴부 중간의 앞·옆쪽 부위는 대퇴골과 가까워서 근육의 두께가 얇아 두들기면 참기 힘들 정도로 아플 수 있습니다. 그럴 때는 지압봉 같은 도구로 이 부위들을 꾹꾹 깊게 눌러주면 효과적으로 치료할 수 있습니다.

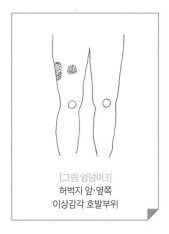

[그림 엉덩이3]
허벅지 앞·옆쪽
이상감각 호발부위

하퇴부가 저리고,
시리고, 열이 나는 이유는?

하퇴부와 관련된 증상 중 환자들이 자주 호소하는 증상은 통증, 저림, 열감 등입니다. 하퇴부 증세만 단독으로 나타나는 경우도 있지만 엉덩이, 허벅지 증세에 하퇴부 증세까지 나타나는 경우가 대부분이지요. 하퇴부 증세는 주로 바깥쪽 비골 부위가 원인인 경우가 많고 이곳을 지나가는 비골신경에 문제가 생겨 나타날 가능성이 높습니다.

그림 엉덩이4, 5

발의 저림, 시림, 열감 등은 비골신경과 관련

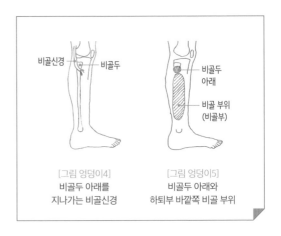

비골신경 — 비골두

비골두 아래

비골 부위 (비골부)

[그림 엉덩이4]
비골두 아래를 지나가는 비골신경

[그림 엉덩이5]
비골두 아래와 하퇴부 바깥쪽 비골 부위

된 하퇴부 증세이며 위로는 허벅지 증세와도 연관성이 있어서 비골신경마비 같은 불행한 일도 일어날 수 있습니다. 그렇기 때문에 하퇴부 증세는 복합적으로 이해해야 합니다. 하퇴부 증세는 주로 비골두 아래를 지나가는 비골신경이 눌려서 생기기도 하고, 비골 부위 전체의 근육이 굳어서 생기기도 합니다. 비골신경은 비골두 바로 밑에서

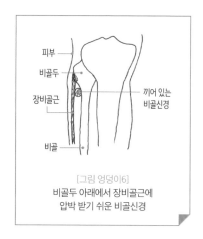

피부
비골두
장비골근
비골

끼어 있는
비골신경

[그림 엉덩이6]
비골두 아래에서 장비골근에
압박 받기 쉬운 비골신경

장비골근(peroneus longus muscle)과 비골 사이를 지나갑니다. ^{그림 엉덩이6}

대부분의 신경은 몸속 깊은 곳에서 주위 조직의 보호를 받으며 안전하게 지나갑니다. 하지만 비골신경은 다른 신경들과 달리 딱딱한 비골과 부드럽지 않은 장비골근 사이에 끼어 있으며 피부 가까이에 위치하여 압박을 받기가 쉽지요. 그래서 비골두 아래에서 비골신경 위를 지나가는 장비골근 근육이 굳으면 신경이 직접 압박을 받아서 비골부의 통증, 저림, 시림, 열감 등의 증세가 나타나는 겁니다.

꿈의 진료실에서 알려주는
내 하퇴부 고치는 법

하퇴부 증세는 비골신경과 연관성이 높은 만큼 비골두와 비골부를 다루는 치료법이 많습니다. 지금부터 한 가지씩 차례로 살펴보겠습니다.

❶ 비골두 아래 두들기기

엉덩이, 허벅지에 이어서 하퇴부 관리도 굉장히 중요합니다. 다른 부위와 달리 비골신경이 지나는 곳이기 때문에 하퇴부 중에서도 바깥쪽 비골부 관리가 특히 중요한데 이곳을 잘 관리하지 않으면 신경마비 증세까지 생길 수 있어서 반드시 주의가 필요합니다. 다리의 여러 부위 중 엉덩이, 허벅지도 중요하지만 마비 같은 신경증세와 관련된 만큼 비골부는 아무리 중요하다고 강조해도 모자라지 않습니다.

실제로 꿈의 진료실에서 만나는 수많은 환자들이 엉덩이 허벅지 증세만

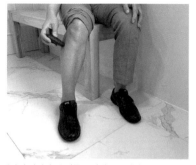

[사진 엉덩이16] 비골두 아래 두들기기

큼이나 비골부와 관련된 다양한 증세들을 호소합니다. 비골부는 발의 저림, 시림, 열감 같은 증세의 직접적인 원인이 되기도 하므로 중요하다고 여러 번 반복하고 싶은 부위지요. 또한 비골부를 제대로 관리하지 않으면 비골신경이 마비되어 엄지발가락을 못 움직이거나 발이 아래로 쳐져서 움직이지 못하고 걸음을 절게 되는 불행한 일이 발생합니다. 그래서 비골부는 다른 부위보다 훨씬 심혈을 기울여 관리해야 합니다.

비골부를 잘 관리하기 위해서는 우선 비골두부터 찾아야 합니다. 비골두는 뚜렷한 해부학적 구조물이 아니라서 찾기가 쉽지 않습니다. 우선 무릎을 90도로 구부리면 무릎 바깥쪽에 대퇴이두근(biceps femoris muscle)의 탄탄한 힘줄을 만져볼 수 있습니다. 이는 눈으로도 확인할 수 있는데 비교적 뚜렷한 대퇴이두근의 힘줄을 따라서 끝까지 가면 무릎 바깥쪽에 조그맣게 튀어나온 비골두를 찾을 수 있습니다. 또는 복사뼈에서 무릎을 향해 수직 위로 선을 긋는다고 생각해 보면 그 선 위에서 비골두를 찾아낼 수 있습니다.

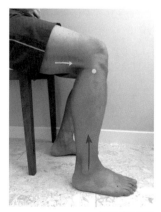

[사진 엉덩이17]
비골두(흰점 표시) 찾는 방법

사진의 흰색 화살표는 대퇴이두근 힘줄을 표시한 것이고, 파란색 화살표는 복사뼈를 기준으로 비골두를 찾는 방법을 나타낸 것입니다. 이렇게 찾아낸 비골두 바로 아래 부위를 중간 크기의 몽돌로 두들겨서 비골부와 발의 증세들을 치료할 수 있습니다. 처음으로 비골두 아래를 두들기기 시작하면 통증도 더 심해지고 두들길 때마다 비골부가 저리면서 발등과 발가락까지 저릿해집니다. 하지만 그런 이상감각을 이겨내고 꾸준히 두들기면 증세가 호전됨을 느낄 수 있습니다.

엉덩이 두들기기와 마찬가지로 비골두 두들기기도 시작은 부드럽게 조금씩 하다가 점차 그 횟수와 강도를 늘리는 것이 좋습니다. 두들기면 너무 아프거나 비골두 아래가 많이 붓고 멍이 들면서 열이 나면 냉찜질을 해주며 며칠간 쉬어야 합니다. 주로 하퇴부 외측에 국한해서 통증이나 저림 증세가 있는 경우에는 비골두 바로 아래 부위를 두들겨주고 발목 바깥쪽 복사뼈 주변까지 쭉 연속적으로 두들기면 증세가 완화되는 효과를 볼 수 있지요.

이미 비골신경마비가 진행된 경우라도 비골두 아래 두들기기는 중요합니다. 포기하지 말고 몇 년이고 계속 두들겨서 비골두 아래를 부드럽게 하면 마비가 더 진행되지 않거나 증세가 호전되는 것을 경험할 수 있습니다. 하퇴 바깥쪽 비골부 증세 외에도 하퇴 뒤쪽 종아리 부위의 통증 또는 터질 듯한

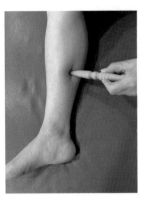

[사진 엉덩이18] 지압봉으로 종아리 눌러주기

느낌의 증세를 호소하는 경우도 있는데, 이런 종아리 증세는 종아리 가운데(불룩한 종아리 근육이 잘록해지는 곳) 안쪽을 깊게 눌러서 부드럽게 해주면 고칠 수 있습니다. 이 부위는 두들기기보다는 지압봉을 사용하여 눌러 주는 것이 효과적입니다. 부엌에서 사용하는 나무 방망이를 활용하는 방법도 있습니다. 무릎을 굽혀 나무 방망이를 종아리에 끼우고 쪼그려 앉

으면서 종아리 근육 전체를 풀어주는 것이
지요. 지압봉으로 종아리 눌러주기와 병행
하면 치료에 큰 도움이 됩니다.

무릎을 쭉 편 상태에서 발을 위쪽으로
당겨 종아리 근육을 스트레칭하고, 무릎을
90도로 굽힌 자세에서도 발을 위로 당겨
종아리 근육을 스트레칭하는 등의 습관을
들이는 것도 좋습니다.

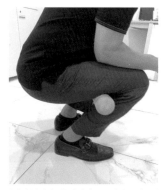

[사진 엉덩이19] 방망이로 종아리 눌러주기

간혹 하퇴부나 발에 다른 신경 증세 없이 비골두 자체가 아픈 경우도 있
습니다. 비골두에는 강력한 대퇴이두근의 힘줄이 붙어 있기 때문에 무릎을
굽힌 상태로 빠르게 움직이는 동작을 무리하게 하면 비골두에 대퇴이두근
힘줄의 긴장이 쌓여 통증이 생깁니다. 비골두 부위의 통증은 비골두 자체를
반복해서 두들기고 냉찜질을 해주면 빠르게 치료할 수 있습니다.

❷ 비골부 근육 활성화 운동

비골두 아래 두들기기, 비골부 전체 두들기기로 비골부를 부드럽게 하는
기본 치료에 더해 약해진 비골 부위 근육을 활성화시키는 것도 치료에 중요
한 요소입니다. 발가락, 발등, 발목을 움직이는 대부분의 근육들은 일상생
활에서 늘 쓰기 때문에 활성화 운동을 따로 하지 않아도 되지만 비골부 근
육은 흔히 사용되는 근육이 아니라서 약해지기 쉽습니다. 장비골근을 비롯
한 비골부 근육은 발바닥이 바깥쪽으로 향하게 하는 발의 외번(eversion)운
동에 관여하고 발목 바깥쪽을 튼튼하게 해서 버티는 자세를 유지하며 발을
아래로 힘주고 밀면서 걷는 동작을 하는 데 쓰입니다. 따라서 비골근의 기

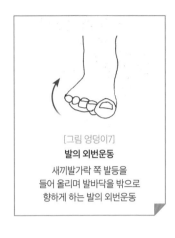

[그림 엉덩이7]
발의 외번운동
새끼발가락 쪽 발등을
들어 올리며 발바닥을 밖으로
향하게 하는 발의 외번운동

능이 약해지면 발이 안쪽으로 향하게 되고 발목의 바깥쪽 버팀목 기능이 약해지면서 발목이 안쪽으로 향해 삐끗하기가 쉬워지지요. 또 걸을 때 발을 아래로 미는 힘도 약해져서 다리 전체를 들어 올려 발을 내리며 딛는 자세나 까치발 자세가 힘들어집니다. 그래서 비골부 증세를 가진 환자들은 발끝을 밖으로 향하게 하는 팔자걸음을 하는 것이 좋습니다. 이렇게 하면 내딛는 발걸음에 버티는 힘이 생기고, 발목에도 안정감이 생기지요. 의사들이 권하는 11자 걸음은 발목 바깥쪽의 버팀목이 무너지기 쉬워서 주의해야 합니다.

비골부 증세를 완화시키기 위해서는 비골부 근육을 활성화하는 근육운동을 해야 합니다. 비골부 근육을 활성화하려면 우선 발바닥을 밖으로 향하게 하는 외번운동을 해야 하는데, 이는 새끼발가락 쪽 발등을 들어 올리면서 발바닥이 밖으로 향하도록 하는 운동입니다.^{그림 엉덩이7} 약해진 비골부 근육을 활성화

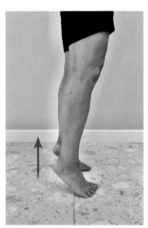

하는 발의 외번운동은 비골부에 더 심한 통증을 가져오기도 하고 계단을 내려갈 때 비골부가 많이 수축되면서 걸음을 내딛기가 힘들어질 수도 있습니다. 따라서 과도하게 하지 않도록 주의가 필요합니다.

까치발 운동 역시 비골부 근육의 수축력을 높여주는 운동으로, 비골부가 약한 상태

[사진 엉덩이20] 앞발을 밀며
뒤꿈치를 드는 까치발 운동

라면 벽 모서리를 잡고 하는 것이 안전합니다. 처음에는 두 발의 뒤꿈치를 한꺼번에 들어 올리면서 해보고, 익숙해지면 한 발을 들고 나머지 발뒤꿈치를 들어 올리기에 도전해 봅시다. 발의 외번운동이나 까치발 운동은 모르고 있었던 비골신경마비를 초기에 발견할 수 있는 진단 방법이기도 합니다.

❸ 비골신경마비의 현실

비골두 아래에서 굳은 장비골근의 압박을 받으면서 생기는 하퇴부와 발의 다양한 증세들 중 가장 안타까운 증세는 비골신경마비입니다. 비골 부위에서 일어나는 여러 증세들은 그 원인을 제대로 이해하고 비골두 아래 두들기기로 적절한 치료를 하면 대부분 문제없이 해결할 수 있습니다. 하지만 비골 부위의 이런 증세들이 척추 때문이라고 외치는 일부 의사들의 말을 듣고 환자들은 비싼 검사와 엉뚱한 척추 치료에 시간과 돈을 낭비하게 됩니다. 비골부 증세들은 척추와 아무런 관련이 없으므로 상업적인 의사들이 시키는 대로 아무리 치료를 한다 해도 나을 수가 없습니다.

비골신경이 오랫동안 압박되면 비골신경마비 증세가 나타납니다. 엄지발가락을 위로 올리기가 힘들어지고, 나머지 발가락들도 힘이 약해지면서 발이 아래로 처져서(foot drop) 발등을 위로 올릴 수 없는 비골신경마비 증세가 나타나게 되지요. 비골신경마비로 병원에 가면 비골부의 다른 증세들과 마찬가지로 소위 '척추 명의'라는 의사들이 구체적인 진료 없이 척추가 원인이라고 설명합니다. 당장 수술을 해야 한다고 재촉하는 의사들도 많고요. 마비 증세 때문에 약해질 대로 약해진 환자들은 구세주라도 만난 것처럼 아무 의심 없이 덜컥 척추 수술을 받기로 결정합니다. 하지만 그 결과는 어떨까요?

비골부의 다른 증세와 마찬가지로 비골신경마비도 척추와는 전혀 관계가 없으므로 세계 제일이라는 척추 명의가 수술을 해도 완치될 수 없습니다. 이런 일들이 지금 이 순간에도 일어나고 있다는 게 안타까울 뿐이지요. 한껏 기대에 부풀어 어렵게 수술을 결정했던 환자로서는 힘든 척추 수술을 받았음에도 절망하게 됩니다. 수술 후에도 왜 좋아지지 않는지 대놓고 따지지도 못하고 말이지요. 조심스레 물어봐도 의사는 '그동안 신경이 너무 오래 눌려 있었기 때문'이라고 하면서 기다려보자고 합니다. 사실 기다려보자는 말은 무책임한 의사들의 시간 끌기 작전이 시작되었음을 알리는 신호탄 같은 것입니다. 수술 후 한 달이 지나서 물어봐도 기다려보자고 할 수 있고 몇 달이 지나서 물어봐도 기다리라고 할 수 있지요. 어찌 보면 참 속 편한 대답입니다. 계속 비골신경마비 증세로 고생하거나 앞으로 평생 마비된 채로 살아가야 하는 환자들에게 하는 이런 대답은 같은 의사인 제가 봐도 참으로 이해하기가 힘듭니다.

비골신경은 척추의 제4, 5 요추 신경(L4, L5)과 제1, 2 천추 신경(S1, S2)에서 나오는 4개의 신경 가지(nerve branch)들로 구성되어 있습니다.^{그림 엉덩이8} 다리의 신경이 척추에서 나오는 여러 개의 신경 가지들로 구성되는 이유는 만약에 척추신경 중 한 군데에 문제가 생기더라도 전체 신경에 끼치는 영향이 덜하도록 하기 위해서입니다. 또 하부 요추인

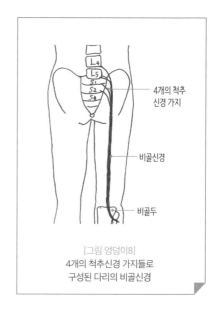

4개의 척추
신경 가지

비골신경

비골두

[그림 엉덩이8]
4개의 척추신경 가지들로
구성된 다리의 비골신경

제4, 5 요추는 다른 요추에 비해 움직임이 덜하고 제1, 2 천추는 골반에 파묻혀 아예 움직임이 없기 때문에 척추신경이 더욱 안전하게 보호됩니다. 그래서 이런 하부 요추나 천추의 척추신경들은 해부학적으로 쉽게 눌릴 수 없습니다. 상업적인 의사들이 말하는 것처럼 밥 먹듯이 눌릴 수 있는 위치가 아닌 것이지요. _{그림 엉덩이9} 그럼에도 불

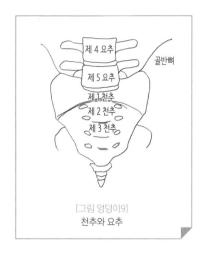

[그림 엉덩이9]
천추와 요추

구하고 만약 척추신경들이 눌린다고 가정해 봅시다. 이런 가정 하에서 비골신경이 마비되려면 비골신경을 구성하는 L4, L5, S1, S2 척추신경 네 군데 모두가 한꺼번에 눌려야만 합니다. 일상생활에서 하부 요추인 제4, 5 요추와 골반에 묻혀 있는 제1, 2 천추가 한꺼번에 문제가 생겨 4개의 척추신경이 한번에 눌리는 일은 절대로 일어날 수 없습니다.

다시 한번 말씀드리지만 비골신경마비는 척추와는 아무런 관계가 없습니다. L4, L5, S1, S2 척추신경의 복합체인 구조물로 되어있는 비골신경이 비골두 아래에서 눌리면서 마비가 일어나는 것입니다. 비골신경마비 증세가 나타나면 바로 비골두 아래 두들기기를 시작해서 비골신경을 압박하는 장비골근과 주위 조직을 부드럽게 해야 합니다.

비골두 아래 두들기기 치료는 빨리 시작할수록 좋습니다. 마비 후 6주 이내라면 비골두 아래 두들기기로 대부분 마비 증상이 사라지고 거의 정상으로 돌아옵니다. 마비 후 6주 이내라는 골든타임이 지나도 비골두 아래를 두들기는 것은 여전히 효과가 있습니다. 비골두 아래 두들기기와 더불어 엄

지발가락과 나머지 네 발가락을 손으로 밀어 올리는 운동과 아래로 처지는 발을 손이나 수건을 이용해서 위로 올려주는 근력 회복 운동을 하는 것도 굉장히 중요합니다. 발의 외번운동과 까치발 운동으로 약해진 비골부 근육의 수축력을 높이는 것 역시 절대로 간과해서는 안 됩니다.

발의 저림, 시림,
무감각 증세도 척추 때문이라고?

발이 저리고, 뜨겁고, 시리거나 발바닥의 감각이 없어서 발바닥에 뭘 붙여놓은 것 같다는 증세의 환자들이 참 많습니다. 이런 증세를 가진 환자들은 대부분 엉덩이, 허벅지, 하퇴부 증세까지 같이 갖고 있지만 발 증세만 갖고 있는 환자들도 있지요.

발 증세 역시 척추 때문이라며 엉터리 진단과 치료를 하는 의사들이 많습니다. 하지만 엉덩이, 허벅지, 하퇴부 각각의 증세들은 척추와 무관하며 증세가 있는 각 부위에 그 원인이 있다는 것을 다시 한번 상기하셨으면 합니다. 그래서 증세가 있는 각각의 부위를 치료하는 것이 기본이고 증세가 있는 부위와 연결된 원인들도 같이 치료해야 합니다.

발 증세들도 발 자체의 부드러움이 없어져서 생길 수 있지만 대부분은 허벅지 뒤, 비골두 아래와 관계가 깊습니다.

꿈의 진료실에서 알려주는
발 증세 고치는 법

엉덩이, 허벅지, 하퇴부의 증세를 일으키는 모든 원인들이 발 증세의 원인이 될 수도 있습니다. 발의 다양한 증세들을 치료하기 위해서는 앞에서 본 엉덩이, 허벅지, 비골두 아래를 모두 관리해야 합니다. 그중에서도 발의 증세와 가장 연관성이 높은 곳은 '비골두 아래'입니다. 발 증세 대부분은 비골두 아래의 비골신경이 압박을 받으면서 생기기 때문이지요. 그래서 발의 여러 증세들은 비골두 아래 두들기기로 치료가 가능하며 여러 가지 이유로 비골두 아래 관리는 아주 중요하다고 할 수 있습니다.

엉덩이, 허벅지, 비골두 아래 같은 여러 부위에서 생기는 원인 외에도 발 자체의 부드러움이 없어지고 굳으면서 발 증세가 나타날 수도 있습니다. 주로 발등에 있는 발등뼈 사이사이가 굳으면서 생기기도 하고, 발목 안쪽 복사뼈 아래가 굳으면서 발바닥 증세를 만들기도 하지요. 하퇴부 뒤쪽 종아리도 발바닥 증세의 원인이 될 수 있습니다.

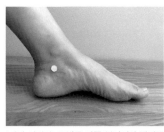

[사진 엉덩이21] 발목 안쪽 복사뼈와 발뒤꿈치 사이(흰점 표시)

발목 안쪽 복사뼈와 발뒤꿈치 사이를 누르거나 두들겨서 발바닥의 신경 증세를 치료할 수도 있고 발등의 경우에는 지압봉을 이용해서 발등 곳곳을 눌러주어 치료할 수도 있습니다. 발목 안쪽은 지압봉 또는 조그마한 몽돌을 사용해 두들겨서 부드럽게 해주면 좋습니다. 종아리는 앞에서 설명한 것처럼 지압봉으로 눌러주거나 나무 방망이를 끼워서 눌러주는 방법으로 부드럽게 해주고요. 발바닥에 골프공이나 딱딱한 마사지공을 놓고 골고루 밟아서 발바닥을 부드럽게 만드는 것도 발 증세를 완화하고 관리하는 데 큰 도움이 됩니다. 예전에 어르신들이 호두를 손바닥에 굴렸던 것과 같은 이치지요.

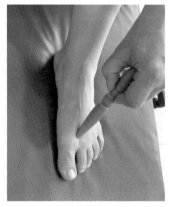

[사진 엉덩이22] 지압봉으로 발등 눌러주기

Q&A
엉덩이에서 다리에 이르는
증세의 모든 것

터졌던 디스크가 자연히 나을 수도 있나요?

Q 디스크가 터졌다는데 막상 증세가 없어서 다시 병원에 갔더니 이상이 없다고 하네요. 당황스럽긴 한데 터졌던 디스크가 이렇게 저절로 좋아지는 경우도 있나요?

A 네, 튀어나온 디스크가 저절로 흡수되기도 합니다. 환자분의 질문은 엉덩이가 아프고 다리가 저린 환자들의 증세가 척추와 아무 관련이 없다는 좋은 예입니다.

Q 당시에는 엉덩이가 아프고 다리가 당겨서 병원을 찾았는데, MRI 검사 결과 디스크가 터져서 척추신경을 심하게 누르고 있다는 진단과 함께 당장 척추 수술을 하지 않으면 마비가 올 수 있다는 설명을 들었습니다. 그게 벌써 1년 전이에요. 그땐 수술을 할 형편이 아니었어서 약만

먹으며 지금까지 왔습니다. 최근에 다시 증세가 심해져 MRI 촬영을 또 했는데 의사가 고개를 갸우뚱거리며 정상이라고 하더군요. 증세는 작년 그때와 똑같은데 검사 결과는 왜 다를까요?

Ⓐ MRI 결과를 보고 디스크가 신경을 누르고 있다든지 디스크가 터져서 당장 수술이 필요하다든지 하는 설명 때문에 걱정하실 필요 없습니다. 이는 디스크가 불룩 튀어나와 보여서 하는 말인데, 불룩해 보이는 척추디스크는 나중에 저절로 흡수되어 검사 소견상 정상으로 보이는 경우가 흔합니다. 다만 MRI 검사에서 튀어나와 보이던 디스크가 정상으로 돌아와도 증세가 좋아지지는 않지요. 환자의 엉덩이, 다리 증세는 척추와는 아무 관계가 없으므로 이런 검사 소견이 정상이라고 해서 환자의 증세가 좋아지지는 않습니다. 지금이라도 디스크라는 병명을 머릿속에서 지워버리고 척추와는 별개로 엉덩이, 다리의 굳은 근육을 스스로 부드럽게 풀어주세요. 그래야 증세를 고칠 수 있습니다.

병원에서는 괜찮다는데 엉덩이 통증과 다리 저림 증세로 힘듭니다. 어떻게 해야 하나요?

Ⓠ 요즘 엉덩이가 아프고 다리가 저려서 검색을 해보니 척추디스크나 협착증에서 흔히 볼 수 있는 증세라고 하더군요. 걱정이 돼서 자발적으로 MRI 검사를 했는데 척추는 정상이라고 합니다. 디스크나 협착증도 아니니까 걱정 말고 기다려보라고 하더라고요. 저는 지금 아프고 힘든데 의사의 말처럼 약만 먹으며 기다려도 될까요?

Ⓐ 약을 먹는다고 증세가 좋아지지는 않습니다. 환자분 증세의 원인을 정

확하게 알고 적극적으로 치료를 해야 하지요. 엉덩이, 다리 증세의 원인은 척추와는 관계가 없으니 검사 소견상 이상 여부는 환자분과 전혀 관계가 없습니다. 환자분의 증세는 노화로 굳은 엉덩이, 다리 근육이 원인입니다. 약을 먹으면서 기다려봐도 도움이 되지 않아요. 지금부터라도 적극적으로 굳은 부위 두들기기, 스트레칭 등의 치료를 시작해야 좋아질 수 있습니다.

엉덩이, 다리 당김 증세로 디스크 진단을 받았는데 척추 수술을 해야 할까요?

Q 엉덩이, 다리가 아프고 당겨서 병원에 갔더니 디스크라고 하면서 당장 척추 수술을 해야 한다고 합니다. 병원에서 보여주는 MRI를 보니 뭔가 눌려 있는 것 같기도 한데 정말 수술을 해야 할까요?

A 걱정하지 않으셔도 됩니다. 척추 수술은 전혀 하실 필요가 없습니다. 엉덩이가 아프면 엉덩이를 진찰해야 하고 다리가 불편하면 다리를 진찰하는 것이 기본입니다. 상업적인 의사들은 환자가 호소하는 부위를 제대로 만져보지도 않고 이익이 남는 척추 MRI부터 찍는 경향이 있습니다. 환자가 아닌 MRI 영상과 대화하면서 디스크니 협착증이니 하는 진단을 내려 환자들을 혼란스럽게 하는 것이지요. MRI 영상에서 척추디스크가 신경을 누르고 있는 것처럼 보일 수 있지만 이는 사실 척추신경이 눌린 게 아닙니다. 척추디스크는 물렁물렁한 조직이라서 뭔가를 누를 만큼 단단하지 않을 뿐더러 실제 수술 시야에서 보면 척추신경은 의사들의 무서운 설명과 달리 멀쩡하게 잘 있습니다. 다만 퇴행성변화 등으로 불룩해진 척추디스크가 척추신경을 약간 옆으로 밀고 있는 것뿐이지요. 뾰족하고 단단한 것이 척추신경을

누르고 있다는 듯한 설명은 실존하지 않는 귀신이 세상을 움직인다는 허황된 믿음과 다를 바 없습니다.

사실 척추디스크나 협착증 같은 병명은 터무니없는 쇼라고 해도 과언이 아닙니다. 사람들의 눈과 귀를 속이는 엉터리 쇼가 아무 의심 없이 상업적인 의사들의 돈벌이 수단으로 자리 잡게 된 것이지요. 엉덩이가 아프면 엉덩이에 원인이 있으니 엉덩이를 치료하면 되고 다리가 당기고 저리면 다리에 원인이 있으니 다리를 치료하면 낫습니다. 상업적인 의사들이 설명하는 디스크 같은 엉터리 진단에 휘둘리지 말고 굳은 엉덩이와 다리 근육을 부드럽게 만드는 것이 핵심임을 아셔야 합니다.

엉덩이 통증과 허벅지 당김 증세로 좌골신경통 진단을 받았는데 척추 수술이 필요한가요?

Ⓠ 최근 엉덩이 통증과 허벅지가 당겨서 병원에 갔더니 좌골신경통이라고 합니다. 허리디스크가 척추신경을 누르고 있어서 생긴 병이라며 당장 수술이 필요하다는데 척추 수술을 해야 할까요?

Ⓐ 결론부터 말씀드리면 수술은 전혀 필요 없습니다. 증상이 있는 엉덩이와 허벅지 뒤쪽을 깊게 눌러보면서 통증 부위를 찾아서 두들기기, 바렌으로 눌러주기 등의 치료를 하면 증상이 완화되지요. 이때 엉덩이와 허벅지 스트레칭까지 같이 해주면 더 좋습니다.

'좌골신경통'은 환자들이 엉덩이 가운데보다 조금 아래에 있는 좌골부(앉을 때 바닥에 닿는 골반 부위)의 증세를 좌골신경이 문제인 것처럼 설명하는 엉터리 병명입니다. 좌골에는 허벅지 뒤쪽 근육인 햄스트링(hamstring)이 붙어 있

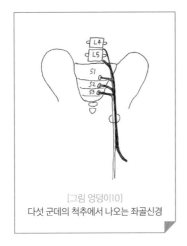

[그림 엉덩이10]
다섯 군데의 척추에서 나오는 좌골신경

습니다. 그래서 허벅지 뒤쪽 근육이 긴장하거나 굳으면 좌골부가 당기면서 아프기도 하고 햄스트링 자체가 아프기도 하면서 증세가 나타나지요. 이는 좌골신경과는 무관한 햄스트링 근육이 원인입니다. 하지만 상업적인 의사들은 디스크가 척추신경을 눌러서 좌골신경통이 생긴다며 척추 수술이 필요하다고 겁을 줍니다.

좌골신경은 제4, 5 요추 신경과 제1, 2, 3 천추 신경에서 나오는 5개의 신경가지(nerve branch)들로 구성되어 있습니다.^{그림 엉덩이10} 만약 척추가 원인이 되어 좌골신경에 증세가 생기려면 다섯 군데의 척추신경이 한꺼번에 눌려야 하는데 그런 일은 일상생활에서 일어나기 힘듭니다. 만약 좌골신경을 이루는 5개의 척추신경이 동시에 눌리는 상황이라면 단순 통증만 있을 수는 없고 심각한 마비 증세도 같이 있어야 하지요. 좌골신경통이라는 병명은 디스크나 협착증과 함께 지구상에서 사라져야 할 병명입니다.

척추 협착증 소견이 있지만 아무 증세가 없는데 척추 치료를 받아야 할까요?

Q 담낭에 문제가 있어 복부 MRI 촬영을 했는데 척추에 심한 협착증 소견이 있다며 나중에 심각한 증상이 나타날 수 있으니 당장 척추 치료를 시작해야 된다고 하네요. 허리나 엉덩이, 다리에 아무 증세가 없는데

치료를 받는 게 좋을까요?

Ⓐ 척추 치료를 하실 필요가 없습니다. 증세가 없으니까 당연히 치료를 하실 필요가 없지요. 증세가 전혀 없는데 우연히 찍은 MRI, CT에서 디스크나 협착증 소견이 나타나는 일은 생각보다 흔합니다. 이런 소견들은 누구에게나 나타날 수 있는 퇴행성변화일 뿐이므로 엉덩이 통증이나 다리 저림 증상을 반드시 수반하지는 않습니다. 아무 문제없는 멀쩡한 상태이니 상업적인 의사들의 말을 맹신할 필요가 없습니다.

척추 시술이나 수술로 증세가 좋아진 사람들이 많다는 건 치료 효과가 있다는 증거 아닌가요?

Ⓠ 주위에 디스크, 협착증 증세로 척추 시술이나 수술을 받고 나서 좋아진 사람들도 많던데요? 이런 증세들이 척추와 관련이 있기 때문에 치료 효과를 보는 것 아닌가요?

Ⓐ 척추에 행해지는 시술이나 수술은 알고 보면 일종의 허상에 불과합니다. 다양한 이름의 척추 시술은 척추에 장기간 지속되는 국소마취제를 투여해서 일시적으로 통증이나 저림 증세를 완화시키는 치료 방법이지요. 이런 시술 후에 증세가 좋아지는 것은 환자들의 증세가 '치료'된 것이 아니라 일시적으로 '마취'되는 것입니다. 실제로 마취제 부작용으로 의료사고가 일어나기도 하고요.

척추 수술은 시술보다 더 규모가 큰 허상입니다. 척추 수술을 할 때는 전신마취를 하는데 전신마취는 수술하는 동안 계속 강력한 근육이완제를 사용합니다. 전신마취에 쓰이는 근육이완제는 호흡 근육도 마비시킬 정도로 강력하기 때문에 수술하는 동안 인공호흡기로 호흡을 유지하게 하지요. 척추 수술이 효과가 있다고 느끼는 이유는 엄밀히 말하면 수술이 잘돼서가 아니라 수술과는 무관하게 전신마취에 사용하는 강력한 근육이완제 때문입니다. 오랫동안 굳은 엉덩이, 다리의 근육들이 강력한 근육이완제로 부드러워졌기 때문이지요. 이렇게 보면 척추 수술을 직접 하는 의사들보다 마취과 의사의 역할이 더 중요할 수도 있겠습니다.

전신마취에 쓰이는 강력한 근육이완제는 사람에 따라 다른 효과를 보입니다. 근육이 심하게 굳지 않은 환자들은 근육이완제에 잘 반응해서 극적인 치료 효과를 보기도 합니다. 나이가 많고 증세가 오래돼서 근육이 많이 굳은 환자들은 강력한 근육이완제를 써도 잠시 좋아졌다 말지요. 그 효과가 며칠, 몇 주를 못 가는 겁니다. 척추 수술 후 증상이 도지는 이유는 척추에 있던 어떤 문제가 다시 발생한 게 아니라 전신마취 때 썼던 근육이완제의 약발이 다했기 때문입니다. 디스크나 협착증은 시술이나 수술로 절대 치료되지 않습니다. 시술이나 수술 같은 말에 현혹되지 말고 굳은 엉덩이, 다리의 근육을 스스로 부드럽게 만드는 것이 근본적인 치료임을 꼭 이해하고 경험하셔야 합니다.

Q 그렇다면 수많은 의사들이 말하는 디스크나 협착증은 '없는 병'이라는 말인가요?

A 네, '없는 병'입니다. 디스크나 협착증이 실존하지 않는다는 증거는 많습니다. 제일 중요한 증거는 상업적인 의사들이 시키는 대로 척추 수술을 해서 디스크나 협착증의 원인을 제거해도 증세가 낫지 않는다는 점이지요. 또 다른 중요한 증거는 척추와 상관없는 엉덩이, 다리의 굳은 근육을 치료하고 관리하면 증세가 좋아진다는 것입니다. 실제 수술 시야에서 보면 의사들이

말하는 대로 척추신경이 '심하게'(혹은 조금이라도) 눌린 소견은 없습니다. 통증 같은 감각신경은 말초에서 뇌를 향해 위로 전달되는 일방통행만 가능합니다. 디스크나 협착증으로 척추에서 신경이 눌린다고 가정해도 뇌가 아닌 엉덩이나 다리에 일정하게 통증을 만들 수는 없는 것이지요. ^{그림 엉덩이11}

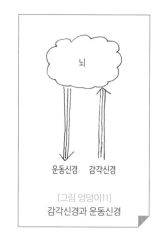

[그림 엉덩이11]
감각신경과 운동신경

또한 환자의 증세와 MRI 같은 검사 소견이 일치하지 않는 경우가 많습니다. 엉덩이와 다리로 내려가는 주요 척추신경은 대부분 움직임이 적거나 움직임이 거의 없는 제5 요추와 천추 사이에서 나오기 때문에 사실은 요추 전체에서 디스크에 눌리거나 척추관이 좁아질 일이 거의 없습니다. 환자들이 느끼는 증세는 척추와 무관하게 엉덩이, 다리의 근육에 피곤이 쌓이거나 근육이 긴장할 때 생기지요. 척추가 문제라면 증세가 늘 일정해야 하는데 대다수 환자들의 증세는 일정하게 유지되지 않고 엉덩이, 다리 근육의 상태에 따라 변합니다. 이것 역시 중요한 증거입니다. 그러므로 디스크나 협착증은 '없는 병'이라 할 수 있습니다.

발바닥에 감각이 없어서 척추 수술을 받았는데 효과가 없었고 비골두 아래 두들기기로 증세가 나아졌어요. 계속 이것만 해도 될까요?

Ⓠ 발바닥에 감각이 없는 증상으로 오랫동안 고생했습니다. 저명한 의사가 척추 때문이라고 해서 수술도 받았는데 결과는 수술받기 전과 마찬가지였어요. 그러다 꿈의 진료실에서 제 증세는 비골두 아래의 비골신

경이 문제라는 말을 듣고 열심히 비골두 아래를 두들겨 나아졌습니다. 다른 척추 치료 없이 계속 비골두 아래 두들기기만 해도 좋아질까요?

Ⓐ 많은 환자들이 발의 저림, 열감, 시림, 무감각 같은 증세들이 척추 때문이라 잘못 알고 치료를 받습니다(물론 환자들의 잘못은 아닙니다). 하지만 이런 증상은 의사들의 설명과 달리 척추와 무관합니다. 그러니 치료될 리가 없지요. 환자들은 돈과 시간을 투자해서 명의를 찾아다니며 척추 치료를 했는데도 낫지 않으니까 덩달아 날뛰는 여러 근거 없는 치료에도 휘둘리게 됩니다.

Ⓠ 이 분야 최고 권위자라는 의사가 자신이 못 고치면 그 누구도 고칠 수 없는 병이라고 해서 그냥 늙어서 그러려니 하고 살았는데 꿈의 진료실을 알게 되었어요. 바싹 말라서 건조하던 발바닥에 조금씩 땀도 나고 감각도 살아나기 시작했습니다. 포기하고 살았는데 이렇게 좋아지니 신기하기도 하고 궁금증도 생겨서 여쭤봅니다. 우연히 좋아진 건지 비골두 아래 두들기기의 효과인지 아직도 어안이 벙벙하네요.

Ⓐ 비골두 아래 두들기기는 발의 여러 증세들을 치료할 수 있는 가장 핵심적인 방법입니다. 돈도 들지 않고 스스로 치료할 수 있는 방법이지요. 그런데 '전문가 같지 않다, 척추가 원인이 아니라니 너무 간단하다, 두들기기를 권하는 의사가 돌팔이 같다, 너무 싸다, 척추 검사도 안 해보고 어떻게 아나?' 등의 이유로 환자들이 불신하는 경우가 많습니다. 치료 방법을 믿고 따라 해 증세가 호전된 환자들도 '왜 좋아지지?' 하는 의심과 함께 이 치료를 계속해도 될지 불안감을 느끼는 경우도 많지요.

명의들의 전문적인 설명과 소위 '있어 보이는' 검사와 치료에 익숙한 환자들은 당연히 의심하고 불안해할 수 있습니다. 그렇지만 직접 환자들이 경험한 치료의 결과가 진짜입니다. 의사든 다른 누구든 환자의 치료에 끼어들지 않고 오로지 환자 스스로 이뤄낸 것이니 믿으셔야 합니다. 두려워 말고 의심하지 말고 불안해하지 말고 계속 비골두 아래 두들기기를 실천하십시오. 스스로의 노력으로 여러분의 증세는 분명 더 좋아질 수 있습니다.

협착증으로 치료 중인데 걷기운동을 하는 게 좋을까요?

Q 70대 환자입니다. 협착증 진단을 받고 치료하고 있습니다. 조금만 걸어도 엉덩이와 다리가 아파서 쉬어야 하는데 병원에 갈 때마다 의사가 걷기운동을 하라고 권합니다. 억지로라도 걷기운동을 하는 게 좋을까요?

A 의사들의 무책임한 걷기 처방은 아주 잘못된 것입니다. 지금 환자분에게 걷기운동은 전혀 도움이 되지 않습니다. 환자분이 조금만 걸어도 엉덩이가 아픈 이유는 협착증 같은 척추에 원인이 있어서 그런 것이 아닙니다. 걸을 때 엉덩이 근육이 중요하게 쓰이는데 노인들의 이미 굳은 엉덩이 근육은 걷기 시작하면서 바로 긴장이 쌓여 통증이 생기는 것입니다. 그래서 걷다가 쉬면 근육의 긴장이 풀리면서 편해지지요. 근육이 부드럽지 않은 상태인데 억지로 걸으면 증세만 악화되므로 이런 상황에서의 걷기운동은 맞지 않습니다.

협착증은 척추가 원인이라고 설명하는 의사들이 척추와는 상관없는 걷기운동을 권하는 이유가 저도 궁금합니다. 척추 때문에 약해진 다리를 걷기운동을 해서 힘을 키우라는 의미인 것 같은데 환자들의 약해진 다리는 척추와 무관한 퇴행성변화입니다. 따라서 환자들에게 필요한 것은 엉덩이, 다리의 근육을 부드럽게 하고 근육의 힘을 회복시키는 것이지요. 빠르게 힘차게 걷는 걷기운동이 아닌 이상 일반적인 걷기는 근육을 소모하는 운동입니다. 누구나 오래 걸으면 다리가 튼튼해지기보다는 피로가 쌓여 아파지게 마련입니다. 특히 엉덩이, 다리 증세가 있는 노인들에게 걷기는 엉덩이, 다리 근육 관리에 도움이 되지 않습니다. 엉덩이, 다리 증세가 있을 때는 두들기기, 엉덩이 밀기와 뒤로 빼기 등의 운동과 지속적인 근력운동으로 다리 근육의 기능이 좋아지도록 해야 합니다. 이렇게 관리를 한 다음 엉덩이, 다리의 증세가 좋아지면 그때 걷기운동을 하는 것이 적합합니다.

CHECK

걸을 때 주의할 점

- ✓ 의사들이 무책임하게 권하는 걷기운동을 치료로 착각하면 안 됩니다. 걷기는 엉덩이, 다리의 증세가 좋아지고 난 후에 건강한 상태에서 해야 하는 운동입니다.

- ✓ 걸어야 할 때는 한꺼번에 오래 걷지 말고 '15분 걷기, 5분 휴식'을 반복하여 엉덩이와 다리에 긴장이 쌓이지 않도록 합니다. 휴식 시간에도 주먹으로 엉덩이, 다리 두들기기와 스트레칭을 해줍니다.

- ✓ 앞을 보고 허리를 세워 엉덩이가 뒤로 빠지지 않게 바른 자세로 걷습니다.

- ✓ 두 발은 약간 밖으로 향하게 해서 팔자걸음으로 안정되게 걷습니다. 엉덩이, 다리에 증세가 있는 환자들은 의사들이 흔히 권하는 11자 걸음을 무턱대고 따라 해서는 안 됩니다. 다리로 버티기도 힘들고 걸음이 불안정해지기 때문입니다.

- ✓ 발바닥 전체가 바닥에 닿도록 안정적으로 걷습니다. 전문가들이 얘기하는 발뒤꿈치부터 내딛고 그 다음 새끼발가락 마지막은 엄지발가락을 딛는 걸음은 실제로는 도움이 되지 않습니다. 오히려 불안정한 걸음이 될 수 있어서 맹목적으로 따라 해서는 안 됩니다. 발바닥의 모든 면이 땅과 접촉하는 안정된 걸음이 증세 완화에 좋습니다.

- ✓ 일반적인 걷기는 근육을 소모하므로 무턱대고 걷는 것보다 장기적인 하체 근력운동을 하는 것이 더 좋습니다.

디스크 치료 중인데 직업상 허리를 자주 숙여야 합니다. 일을 계속해도 될까요?

Q 디스크 진단을 받고 치료하고 있습니다. 병원에서는 허리를 앞으로 숙이면 디스크가 뒤로 튀어나와서 증세가 심해지니까 가능하면 허리를 숙이지 말라고 합니다. 식당에서 일하느라 자주 허리를 숙여야 하는데 계속 일을 해도 괜찮을까요?

A 네, 식당 일을 계속하셔도 됩니다. 허리를 앞으로 숙이는 동작 역시 제한 없이 하셔도 됩니다. 디스크라는 병은 '없는' 것이니까 허리를 숙이든 펴든 아무 상관이 없습니다. 요추 사이에 들어있는 디스크는 절대로 일상적인 허리 동작으로 쉽게 들락날락하는 구조물이 아닙니다. 의사의 설명대로 허리를 앞으로 숙인다고 해서 쉽게 디스크가 뒤로 쑥 빠져나오고 허리를 펴면 쏙 들어가는 것이 아니지요. 만약 요추 디스크가 그렇게 불안정하다면 세상 사람 모두가 허리에 병을 갖고 살아야 할 겁니다.

간혹 환자들이 기침이나 재채기를 할 때 허리 통증이 느껴지거나 다리가 저릿하다고 하면, 순간적으로 요추에 힘이 많이 들어가서 디스크가 튀어나와 그런 거라며 말도 안 되는 설명을 하는 의사들이 있습니다. 하지만 사실은 기침이나 재채기를 잘하기 위해서 복압을 증가시키고 허리, 엉덩이, 다리의 근육을 강하게 수축시키기 때문에 생기는 증상입니다. 환자분은 계속 같은 자세로 허리를 숙이고 있어서 허리, 엉덩이, 다리 근육에 긴장이 쌓여 아프고 저린 것이지요. 허리를 숙이는 시간이 길어지면 틈틈이 허리를 젖혀서 근육에 긴장이 쌓이지 않게 하면 됩니다. 그러면 식당 일도 계속하실 수 있습니다.

질문과는 반대로 협착증 환자들에게 허리를 뒤로 젖히면 척추관이 좁아져서 중세가 악화된다는 말을 하는 의사들도 있습니다. 굳은 허리, 엉덩이, 다리를 부드럽게 만드는 것이 급선무인데 의사들의 말을 믿고 꼼짝 않고 허리를 움직이지 않아서 중세가 더 나빠지는 경우가 많지요. 척추관은 허리를 뒤로 젖힌다고 좁아지고 허리를 편다고 넓어지는 구조물이 절대 아닙니다. 오히려 어떤 움직임에도 변함없는 안정된 상태를 유지하게 되어 있지요. 멀쩡한 척추관이 좁아졌다 넓어졌다 한다는 의사들의 잘못된 상상이 환자들의 허리, 엉덩이, 다리의 유연성을 방해해서 중세가 더 나빠지게 됩니다. 어떤 경우에도 허리의 움직임이 디스크나 협착증을 악화시키지는 않습니다. 오히려 의사들의 이런 엉터리 처방을 무시하고 더 열심히 허리 운동을 하는 것이 치료에 도움이 됩니다.

나이가 있어서 걸을 때 비틀거리고, 서 있다가 한쪽으로 쏠리며 넘어집니다. 협착증 진단을 받아 치료를 해도 차도가 없는데 어떡해야 할까요?

Ⓠ 75세 환자입니다. 다리에 힘이 없어서 비틀거리면서 걷고 거실에 가만히 서 있다가 술 취한 사람처럼 한쪽 옆으로 쏠리면서 넘어지기도 합니다. 병원에서는 협착증 때문이라는데 치료해도 나을 기미가 안 보여요. 어떡하면 좋을까요?

Ⓐ 사람의 다리는 두 개이니 당연히 걸을 때 두 다리를 다 사용하면서 걸어야 합니다. 그런데 나이가 들어서 한쪽 엉덩이, 다리가 약해지면 걸을 때 균형이 맞지 않아서 절거나 비틀거리게 됩니다. 두 다리를 제대로 사용하지 못하게 되면 다리를 쓰기 보다는 몸을 앞으로 숙여 상체를 이용해서 걷게 되지요. 다리 대신 상체를 이용해서 몸의 균형을 유지하려고 하면 몸이 흔

들리고 불안정하게 걸을 수밖에 없습니다. 상체를 사용하여 불안정하게 걸으면 힘이 들고 쉽게 비틀거리며 넘어질 수 있습니다. 이런 불안정한 자세로는 버티면서 서 있는 것도 힘들어서 잘 서 있다가도 갑자기 한쪽으로 몸이 쏠리며 넘어지기도 합니다.

나이가 들면 걷거나 버티며 서 있는 자세에 필요한 엉덩이와 다리의 힘이 부족해서 자기 몸인데도 스스로 조절하기가 힘들어집니다. 비틀거리는 걸음을 근본적으로 해결하기 위해서는 엉덩이 두들기기, 근력운동 등의 방법으로 엉덩이, 다리 근육을 풀어주고 근육에 힘이 생기도록 해야 하지요. 하지만 이런 치료들은 단시일 내에 할 수 없기에 우선 약해진 두 다리를 억지로 다 사용하지 말고 한쪽 다리 위주로 걷는 것이 좋습니다. 그래야 몸과 다리의 균형을 잡기가 쉬워서 걸음에 안정감이 생깁니다. 우선 더 약하고 자신 없는 쪽 다리를 먼저 내보내며 걸음을 시작합니다. 이렇게 한쪽 다리를 주도적으로 사용한다 마음먹는 순간 상체가 아니라 다리에 집중해서 걸음을 시작하게 되어 안정적으로 걸을 수 있게 됩니다.

엉덩이, 다리 근육이 약해진 노인들은 불안정한 걸음도 문제지만 서 있는 것도 힘든 경우가 많습니다. 젊은 시절처럼 엉덩이와 다리 근육의 힘으로 안정적으로 버티며 있지 못하고 몸을 앞뒤로 혹은 옆으로 흔들면서 약해진 하체 대신 상체를 이용해 서 있는 자세를 유지하려고 합니다. 불안정한 상태로 겨우 서 있다가 한쪽 엉덩이와 다리의 균형이 무너지면 그쪽으로 몸이 쏠리면서 몸 전체의 균형을 잃고 결국 바닥에 넘어지게 되는 것이고요. 노인들이 약한 엉덩이와 다리로 넘어지지 않고 잘 서 있으려면 우선 두 다리를 어깨 너비만큼 넓게 벌리고 서야 합니다. 그다음 양발을 밖으로 향하게 하고 무릎을 최대한 펴서 골반을 앞으로 내밀며 엉덩이와 다리에 힘을 주고 버티듯이 서면 됩니다.

디스크, 협착증 진단을 받았는데 치료로는 효과를 못 보다가 근력운동을 하고 좋아졌습니다. 척추에 무리가 되는 운동을 하지 말라는데 운동을 계속해도 될까요?

Q 허리, 엉덩이, 다리가 아프고 저려서 디스크와 협착증 진단을 받았습니다. 온갖 치료를 다 해도 낫지 않아서 문득 '이렇게 지내지 말고 운동을 해서 몸을 건강하게 만들면 어떨까?' 하는 생각이 들더군요. 다른 치료는 다 접어두고 죽자살자 근력운동을 시작했고 증상이 좋아져서 의아한 상태입니다. 계속 근력운동을 해도 될까요?

A 잘하셨습니다. 환자분의 증세는 척추와 무관하게 허리, 엉덩이, 다리의 근육의 기능이 떨어지면서 생긴 것이기 때문에 꾸준한 근력운동으로 근육의 기능이 좋아지면서 호전된 것입니다. 의사들의 설명과는 달리 스스로 제대로 된 치료를 하신 것이죠. 척추가 잘못이라는 의사의 설명을 무시하고 계속해서 근력운동을 하면 건강한 허리, 엉덩이, 다리로 힘찬 노년을 보낼 수 있으실 겁니다. 허리, 엉덩이, 다리 증세를 가진 환자들은 엉뚱한 척추 치료를 하는 것보다 할 수만 있다면 나이가 많아도 헬스장에 가서 근력운동을 하는 것이 큰 도움이 됩니다.

Q 하체운동 위주로 몇 달 동안 근력운동을 하니까 신기하게도 거의 모든 증세가 다 좋아져서 다행이라고 생각하고 있어요. 하지만 디스크와 협착증이 동시에 있으니까 척추에 무리가 가는 심한 허리 운동을 하지 말라던 의사의 말이 계속 걸립니다.

Ⓐ 처음 운동을 시작할 때는 가능하면 전문 트레이너의 도움을 받는 것이 더 좋습니다. 우선 하체 위주의 근력운동부터 하고 점차 상체 운동까지 하는 것이 증세 완화에 도움이 되지요. 근력운동에는 스트레칭 동작도 포함돼 있으므로 근육이 더 부드러워지고 관절도 유연해질 겁니다.

꿈의 진료실에서는
이렇게 치료합니다

◆ 꿈의 진료실 1일차

의 사 "어디가 불편하세요?"

환 자 "허리, 엉덩이, 다리… 안 아픈 데가 없어요. 다리랑 발이 저리고 다리에 힘이 없어서 몇 발자국 걷기도 힘들어요."

의 사 "불편하신 지 얼마나 됐습니까?"

환 자 "지금 나이가 70인데 아픈 지 5~6년 됐습니다."

의 사 "그동안 치료는 하셨습니까?"

환 자 "아이고, 말도 마세요. 좋다는 데는 안 가본 데가 없을 정도로 치료란 치료는 다 받았어요. 척추 시술도 세 번하고 서울 큰 병원에서 협착증 수술도 하고요. 그래도 결국 안 낫더라고요. 친구가 저랑 비슷한 증세로 오래 고생했는데 여기서 고쳤다고 하면서 가보라고 해서 오게 됐습니다."

의　사　"진찰대 위로 올라가서 엎드려볼까요?"

환　자　"아이고, 올라가는 것도 힘들고 엎드리는 것도 힘든데…."

의　사　(환자의 엉덩이 가운데를 깊게 누르며) "제가 누르는 여기가 아픕니까?"

환　자　(아파서 깜짝 놀라며) "악! 아파요. 아픕니다!"

의　사　"엉덩이의 이 부위는 앞으로 환자분이 중점적으로 치료, 관리해야 할 곳입니다. 지금 눌러서 아픈 엉덩이 부위부터 치료를 시작하면 환자분의 증세는 나아질 수 있습니다."

환　자　(못 믿겠다는 듯 의아해하는 표정으로) "네? 엉덩이를 치료한다고요? 척추가 아니고요?"

의　사　"지금 당장은 믿기 힘드시겠지만 환자분의 증세는 척추와 상관이 없습니다. 앞으로 계속 진료를 받으시면서 이런 사실을 배우고 경험하시게 될 겁니다. 첫날은 설명이 길고 복잡하니까 지금부터 끝까지 집중해서 잘 들으시고 질문이나 하시고 싶은 말은 진찰이 끝나고 나서 해주세요."

환　자　"네."

의　사　"노화가 진행되면 근육의 성능이 떨어지면서 점차 굳게 됩니다. 환자분은 지금 눌러서 아픈 이 부위가 제일 빠르게 많이 굳어서 엉덩이 통증이 생긴 것이고요. 엉덩이 통증은 척추와 아무 관련이 없습니다. 말 그대로 엉덩이에서 통증이 생기는 것이지요. 그래서 굳은 엉덩이 근육을 부드럽게 푸는 게 치료의 시작입니다."

환　자　"그렇군요."

의 사 (몽돌을 보여주며) "이런 몽돌을 이용해서 굳은 엉덩이를 두들겨 부드럽게 해주면 됩니다. 처음 두들기면 많이 아프니까 좀 참으세요." (몽돌로 환자의 엉덩이를 세게 몇 번 두들긴다)

환 자 "악! 아이고… 아이고, 너무 아픕니다. 그만요!"

의 사 "이 강도로 세게 두들겨서 굳은 엉덩이를 부드럽게 해야 합니다. 굳은 자신의 엉덩이를 두들겨서 부드럽게 할 수 있는 사람이 누구겠습니까?"

환 자 "네? 제…제가… 해야 하나요?"

의 사 "네, 맞습니다. 앞으로 여러 번 말씀드리겠지만 환자분의 증세는 환자분 스스로 고치는 것이 가장 중요합니다. 오랫동안 굳은 엉덩이 근육은 하루 이틀 두들긴다고 부드러워지지 않습니다. 굳은 시간만큼 두들기기를 해야 조금씩 좋아지지요. 두들기기를 시작해서 2~3주 정도 지나면 증세의 변화를 느낄 수 있고 3개월 정도 지나면 증세가 호전되는 경험을 하실 수 있을 겁니다."

환 자 "쉽지 않겠네요."

의 사 "힘든 과정인 건 사실입니다. 몽돌이 힘들면 쥐기 쉬운 1kg짜리 아령으로 해도 됩니다. 낮은 의자에서 다리를 꼬고 앉아 엉덩이 근육을 납작하게 만든 상태로 두들기면 더 효과적이지요."

환 자 "잘 알겠습니다. 해볼게요."

의 사 "그런데 이게 다가 아닙니다."

환 자 "다가 아니라고요?"

의 사 "진찰대에서 내려와 저기 낮은 나무 벤치에 앉아볼까요?" (환자가 낮은 벤치로 옮겨 앉는다)

의　사　"엉덩이 근육도 그렇지만 허벅지 뒤쪽 근육 역시 굳기 쉽습니다. 근육이 굳으면 당연히 아프고 저린 증세가 나타나고요. 그래서 허벅지도 같이 치료해야 하지요. 그런데 허벅지 뒤는 손이 잘 닿지 않으니 이런 도구로 치료하면 효과적입니다." (환자에게 바렌을 보여준다)

의　사　"지금 앉아 있는 의자처럼 딱딱한 곳에서 바렌을 허벅지 밑에 놓고 허벅지로 눌러주면 됩니다." (나무 벤치에 앉아 있는 환자의 허벅지 밑에 바렌을 놓고 허벅지를 위에서 살짝 누른다)

환　자　(깜짝 놀라며) "아악! 아이고! 너무 아프네요. 허벅지 뒤쪽에 이렇게 아픈 곳이 있을 줄이야…."

의　사　"지금 허벅지가 아픈 것은 허벅지 자체가 아픈 것이지 척추와는 상관이 없음을 아셔야 합니다. 환자분이 허벅지가 아프고 당기고 저린 것은 허벅지 뒤쪽 근육이 굳어서 그렇다는 사실도요."

환　자　"네, 그런 것 같아요. 알겠습니다."

의　사　"지금처럼 바렌으로 허벅지를 눌러주는 건 누가 할 수 있습니까?"

환　자　(빠르게) "제가 해야죠!"

의　사　"좋습니다. 바렌으로 허벅지를 누르면 아프기도 하지만 허벅지 뒤의 넓은 면적을 고루 눌러야 해서 힘들 겁니다. 3~5분 정도 오래 누를 수 있게 되면 하퇴부나 발 저림 증세도 같이 좋아질 겁니다."

환　자　"네, 잘 알겠습니다."

의　사　"다음은…."

환　자　"네? 더 남았나요?"

의　사　"환자분의 증세는 엉덩이, 허벅지 치료도 해야 하고, 무릎 밑 하퇴부 관리도 필요합니다. 하퇴부 증세를 치료하기 위해서는 비골두의 위치를 먼저 알아야 하지요. 여기를 만져볼까요? 조그맣게 튀어나온 뼈가 만져지십니까?" (환자의 검지를 잡아서 비골두를 확인하게 한다)

환 자 "네, 만져지네요."

의 사 "여기가 비골두인데 이 비골두 바로 아래로 비골신경이 지나갑니다. (환자의 비골두 아래를 깊게 누르며) 여기를 누르면 어떻습니까?"

환 자 (깜짝 놀라며) "아! 아프고 저릿해요. 발등도 저리네요."

의 사 "비골두 아래를 지나가는 비골신경은 이 부위의 굳은 근육이나 힘줄의 압박을 받으며 다양한 증세를 만듭니다. 비골신경은 비골두 아래에서 발등, 발끝까지 연결되어 하퇴 바깥쪽과 발의 통증, 저림, 시림, 열감 같은 증세를 만들지요. 이 비골두 아래를 작은 몽돌로 두들겨서 하퇴부와 발의 여러 증세들을 호전시킬 수 있습니다. 고질적인 하퇴부와 발 저림, 시림, 열감 같은 증세의 치료에 비골두 아래 두들기기가 아주 중요한 치료법이라고 할 수 있지요. 하루아침에 좋아질 수는 없지만 습관처럼 관리하면 분명히 좋아집니다."

환 자 (빠르게 대답한다) "네!"

의 사 "이제 마지막으로 발에 대해 설명하겠습니다. 발의 저림, 시림, 열감, 무감각 같은 증세들도 마찬가지로 앞서 설명한 비골두 아래를 두들기는 치료가 중요합니다. 비골두 아래 두들기기와 함께 발 자체를 치료해야 하는데 발의 여러 부위 역시 부드러움이 없어지고 굳어서 다양한 증세가 나타납니다. 발등은 피부와 뼈가 가까워 두들기기는 어렵고 지압봉을 이용해서 찌르듯 꾹꾹 눌러 부드럽게 풀어주는 것이 좋습니다. (지압봉으로 발등 여러 위치를 깊게 누른 다음) 어떻습니까?"

환　자　"아, 엄청나게 아프고 저리네요."

의　사　"발바닥의 저림, 무감각 증세는 골프공이나 딱딱한 마사지공을 발 밑에 놓고 밟거나 발목 안쪽 복사뼈 아래를 두들기고 눌러주면 좋습니다. 발의 증세는 발 자체도 관리해야 하지만 비골두 아래 두들기기, 바렌으로 허벅지 누르기 치료도 함께 해야 더 좋아지지요. 환자들이 하기에 쉽지 않지만 스스로 포기하지 말고 실천하셔야 합니다. 오늘 설명은 여기까지입니다."

환　자　"자세히 설명해 주셔서 감사합니다. 너무 많이 배워서 정신이 없긴 하지만 알려주신 대로 믿고 꼭 해보겠습니다."

◆ 꿈의 진료실 2일차

환　자　"안녕하세요."

의　사　"첫날에 들으셨던 설명대로 실천해 보셨습니까?"

환　자　"생각나는 대로 엉덩이 두들기기와 허벅지 바렌으로 눌러주기는 조금 해봤습니다. 해보니까 너무 아파서 자주 하지는 못 했어요."

의　사　"첫날은 믿기 어려운 낯선 설명이고 내용도 많고 복잡해서 모든 걸 다 기억하기가 힘드셨을 겁니다. 생각나는 것만 먼저 실천하셔도 됩니다. 엉덩이, 다리의 모든 관리를 한꺼번에 다 잘할 수는 없으니까요. 시작은 엉덩이 두들기기부터 중점적으로 하면 효과적입니다. 오늘은 엉덩이 두들기기의 강도를 알려드리겠습니다. 진찰대에 올라가서 옆으로 누워볼까요?" (환자가 진찰대 위로 올라가서 옆으로 눕는다)

의　사　(몽돌을 이용해서 환자의 엉덩이 두들기기를 시작하며) "자, 시작합니다. 아프시더라도 참으세요."

환 자 "으악! 아이고, 사람 잡네! 아이고, 그만요. 아, 못 참겠어요!"

의 사 (30회 정도 엉덩이 두들기기를 마친 후) "그래도 잘 참으셨습니다. 지금 경험하신 강도를 잘 기억하시고 스스로 두들기실 때도 이 정도로 하셔야 합니다."

환 자 "제가 할 때는 이것보다 훨씬 약하게 했는데…"

의 사 "누구나 처음부터 잘할 수는 없습니다. 아프고 멍이 들고 걸음도 더 걷기 힘들어지고 몸살도 나는 과정을 겪어야 환자분의 증세를 고칠 수 있습니다. 오늘은 두들기기에 이어서 엉덩이 운동치료를 배울 겁니다. 엎드려 보세요. (환자가 엎드린다) 엎드려서 양손을 가슴 옆에 두고 머리, 허리를 들어 올려 뒤로 젖혀볼까요?"

환 자 (시키는 대로 허리를 뒤로 젖힌다) "어이쿠, 엉덩이가 시큰거리면서 아프네요."

의 사 "이렇게 허리를 뒤로 젖히면 엉덩이 근육이 수축하면서 굳은 엉덩이가 시큰거리고 아플 겁니다. 이 동작을 계속하면 엉덩이의 수축력이 높아지지요. 시큰거림과 통증이 없어지도록 반복하면 할수록 쉬워지고 걸을 때 힘도 생깁니다. 이제 내려와서 여기 벽 모서리 옆에 서 보세요. (환자가 벽 모서리 옆에 선다) 조금 전 진찰대에서 엎드려 했던 동작을 서서 해보겠습니다. 벽 모서리에 손을 대고 서서 무릎을 편 채로 엉덩이를 앞으로 밀어볼까요?"

환 자 (시키는 대로 서서 엉덩이를 앞으로 민다) "아, 이 동작도 마찬가지로 엉덩이가 아프고 시큰거려요."

의 사 "엉덩이 두들기기와 함께 엉덩이 근육을 수축시키는 운동도 해야 합니다. 허리를 앞으로 숙여서 엉덩이와 다리를 스트레칭하는 운동도 번갈아서 해야 하고요."

환 자　"네, 알겠습니다. 해야 할 것들이 정말 많네요."

◆ 꿈의 진료실 1주차

환 자　"안녕하세요."

의 사　"오늘도 엉덩이 두들기기부터 시작하겠습니다. (환자의 엉덩이를 몽돌로
　　　두들기기 시작한다) 이제 조금 견딜 만합니까?"

환 자　"처음보다 훨씬 견딜 만해요. 움직임도 편해졌고 밤에 느끼던 통증
　　　도 줄었습니다."

의 사　"강도를 점차 높여서 익숙해지도록 해야 합니다. 세게 두들기는 만
　　　큼 엉덩이도 더 편해지니까요. 엉덩이 앞으로 밀기 운동도 조금 익
　　　숙해지셨습니까?"

환 자　"여전히 조금 시큰거리지만 처음 할 때보다 나아요."

의 사　"두들기기와 함께 다양한 엉덩이 운동도 강도를 높여가며 해야 합
　　　니다. 엉덩이 두들기기가 익숙해지면 허벅지 바렌으로 누르기, 비
　　　골두 아래 두들기기, 발등 지압봉으로 눌러주기 등도 조금씩 시작
　　　하셔야 하고요. 힘들더라도 엉덩이, 다리 증세의 치료를 위한 이 네
　　　가지 기본 치료법을 꼭 기억해 주세요."

환 자　"네, 알겠습니다. 감사합니다."

◆ 꿈의 진료실 3주차

환 자　"안녕하세요."

의　사　"걸음이 가벼워지고 자세도 많이 안정되었네요. 다행입니다."

환　자　"덕분에 많이 좋아졌습니다. 걸음이나 몸의 움직임이 많이 편해졌어요."

의　사　"오늘도 엉덩이 두들기기부터 시작하겠습니다." (환자의 엉덩이를 30회 정도 두들긴다)

환　자　"어? 이제는 아프지 않고 시원합니다. 신기하네요." (웃음)

의　사　"네, 엉덩이 근육이 많이 부드러워졌네요. 엉덩이가 시원해지는 것처럼 다리, 발도 계속 관리하셔야 합니다."

환　자　"허벅지, 하퇴부, 발의 증세도 완전하지는 않지만 많이 좋아졌어요. 다리도 가벼워지고 저림 증세도 한결 줄어서 살 것 같습니다. 20~30m도 못 가고 주저앉던 제가 이제 1km는 수월하게 걷게 됐습니다. 정말 신기해요! 감사합니다."

의　사　"다행이네요. 이렇게 좋아지고 있는 것은 모두 환자분 스스로 노력한 결과입니다. 앞으로도 지금의 치료 방법들을 계속하시면서 증세가 좋아지도록 노력하세요. 얼마든지 더 좋아질 수 있습니다. 환자분의 증세가 좋아진 것은 척추와는 아무런 관계가 없다는 사실도 꼭 기억하시고요! 다시는 척추 타령하는 상업적인 의사들에게 휘둘리면 안 됩니다. 이제는 더 이상 병원에 안 오셔도 됩니다."

환　자　"감사합니다! 제 증세가 척추와 무관하다는 설명이 사실 조금 믿기 힘들기는 했어요. 그런데 다른 병원에서는 진찰도 하지 않고 검사 결과만으로 무조건 협착증이라는데 이 진료실에서는 엉덩이부터 발까지 이곳저곳을 오랫동안 눌러보고 만져보고 나서 부위마다 하나씩 원인과 치료 방법을 설명해 주셔서 '아, 이 설명이 맞겠구나!' 싶었습니다. 두들기기 치료를 하면서 '이렇게 해서 정말 나아질까?'

라는 생각도 했지만 실제로 조금씩 증세가 좋아지니 나중에는 원장님께서 힘들게 해주시는 두들기기가 '희망의 두들기기'라는 생각이 들었어요. 이제는 정말 꿈처럼 증세가 좋아져서 여기가 꿈의 진료실이라는 친구의 말을 실감하고 있습니다. 그동안 너무 감사했습니다! 주변에 비슷한 통증으로 고생하는 지인들에게도 제가 배운 치료법들을 알려주겠습니다."

✎ 평생 안 아픈 엉덩이에서 다리 만들기

- 엉덩이 통증, 다리의 통증과 저림, 발의 저림 등은 원인이 있는 각각의 부위인 엉덩이, 허벅지, 하퇴부, 발을 따로따로 치료·관리해야 한다.
- 엉덩이에서 다리에 이르는 증세들은 척추 디스크나 협착증과는 아무런 관계가 없다.
- 네 가지 기본 치료, 즉 엉덩이 두들기기, 허벅지 바렌으로 누르기, 비골두 아래 두들기기, 발등 지압봉으로 누르기 등으로 스스로 치료하고 고칠 수 있다.
- 치료를 시작하면 오히려 더 아프고 괴로워지지만 이 과정을 꼭 거쳐야 한다.
- 오래된 증세들은 치료에 오랜 시간이 걸린다는 것을 기억해야 한다. 퇴행성 변화들은 계속 진행되므로 호전된 다음에도 지속적인 관리·유지가 필요하다.
- 가장 중요한 것은 병원에 의지하지 말고 스스로 고친다는 사실이다.

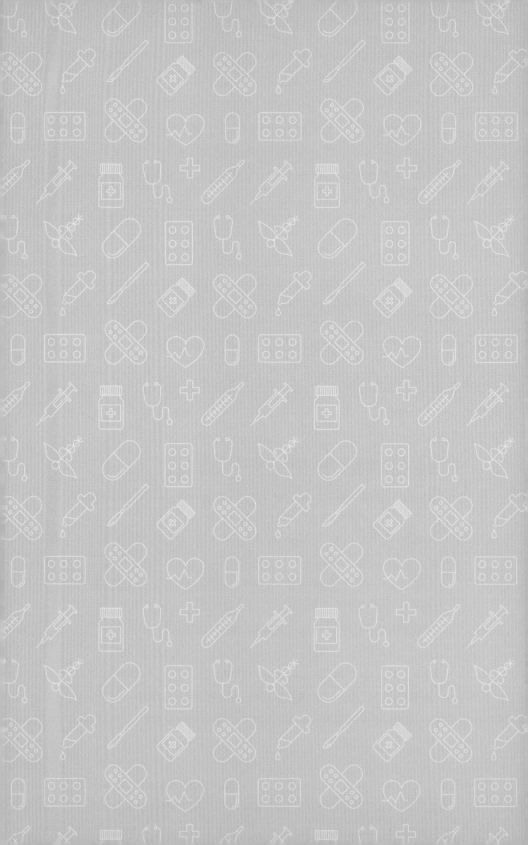

• PART 04 •

목

묵직한 목 통증

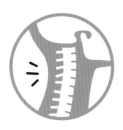

이 세상에는 세월이 흐를수록
그른 일들이 옳은 일보다 많아지는 것도
나는 아직 믿을 수가 없다.

-정양, <화학 선생님> 중에서-

현대인의 고질병인 목 통증

　컴퓨터나 휴대폰 같은 전자기기 사용을 피할 수 없는 현대사회에서 누구나 한 번쯤 겪어본 것이 목 통증일 겁니다. 특히 20~30대에게서 나타나는 증세가 많지요. '목이 아프다, 목이 뻣뻣하다, 목을 움직이지 못하겠다, 뒷골이 당긴다, 목에서 어깨 쪽으로 결린다, 목에서 등 아래쪽으로 결리고 쑤신다' 등 여러 증상을 호소하며 힘들어하는 분들이 정말 많습니다.

　목 증세를 싹 고쳐준다는 달콤한 광고와 넘쳐나는 정보들, 소문난 명의, 손꼽히는 병원들이 많지만 주변에서 쉽게 나았다는 분들을 찾기는 힘듭니다. 오히려 시간과 돈을 투자해도 나아지지 않아서 괴로워하는 분들이 셀 수 없이 많지요. 이런 목 통증을 어떻게 없앨 수 있을까요?

　이 책을 차근차근 읽은 독자라면 어떤 통증이 있을 때 그와 관련된 핵심 부위 또는 주요 부위가 있다는 것을 알게 되셨을 겁니다. 무릎 통증은 슬개골 하내측 부위, 허리는 허리끈이 지나는 부위, 엉덩이는 엉덩이 가운데, 하퇴부는 비골두 아래처럼 분명히 증세의 원인이 되는 주요 부위가 있지요. 목 증세도 그 원인이 되는 주요 부위가 있습니다. 목 증세의 주요 부위는 상부승모근, 즉 목 아래에서 어깨로 이어지는 부위로 앞으로 편의상 '목어깨'라 지칭할 곳입니다. 이를 기억하면서 지금부터 목 통증 치료를 시작해 볼까요?

튀어나온 목디스크
때문에 사지가 마비된다고?

목 통증을 비롯하여 뒷골이 당기고 결리는 등 다양한 증세들은 상부승모근, 즉 '목어깨' 부위에서 시작하는 경우가 많습니다.[그림 목1] 이곳을 깊게 눌러보면 통증의 근원이 어디인지 쉽게 찾을 수 있지요. 일상에서 머리를 숙이고 앞으로 가슴을 숙이며 집중하는 자세를 할 때 이 부위에 긴장이 쌓이면서 통증이 생기기 쉽습니다. '목이 아프다, 목을 움직이기 힘들다, 뒷목이 당긴다, 목에서 어깨 쪽으로 결린다'와 같은 증상들은 사실 목어깨 부위의 근육이 굳어서 생기는 것이지요. 목어깨 부위에 긴장을 가져오는 집중하는 자세는 노인들보다는 젊은이들이 더 많이 하기 때문에 목 통증은 젊은 사람

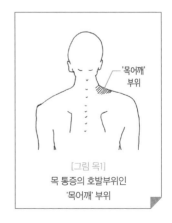

[그림 목1]
목 통증의 호발부위인
'목어깨' 부위

'목어깨'
부위

들에게서도 흔히 나타납니다. 그리고 시간이 흐르면서 반복적으로 쌓인 목어깨 긴장은 중년과 노년이 될수록 더 다양한 증세로 발현됩니다.

목 통증을 호소하는 환자들은 대부분 목 MRI를 찍은 다음 당장 목디스크를 수술하지 않으면 큰일 난다는 의사의 설명을 듣고 겁을 먹는 경우가 많습니다. 당장 튀어나온 목디스크를 치료하지 않으면 사지마비가 올 수 있다는 설명을 듣고 심한 절망감을 느끼는 분들도 있지요. 하지만 단언컨대 일상에서 목디스크가 튀어나와 사지마비가 되는 일은 일어나지 않습니다. 오히려 이런 진단을 내리면서 환자를 겁먹게 하는 상업적인 의사들을 문제 삼아야 합니다.

뒤에서 자세히 언급하겠지만 목 통증의 주요 원인으로 지목되는 목디스크 역시 실제로는 '없는 병'입니다. 선뜻 믿기 어려우시겠지만 사실이지요. 또 목 통증과 함께 팔이 저리는 증세를 보이면 목디스크라고 진단하며 수술을 권하는 경우도 셀 수 없습니다. 이는 파트3에서 언급했던 것처럼 엉덩이에서 다리에 이르는 증세로 병원을 방문했을 때 척추 전문 의사가 수술을 해야 한다고 외치는 상황과 동일합니다. 하지만 목디스크든 허리디스크든 허리 협착증이든 수술 없이도 얼마든지 환자 스스로 증세를 완화시키고 관리할 수 있음에 방점을 찍어야 합니다.

꿈의 진료실에서 알려주는
내 목 고치는 법

목 통증 역시 목어깨 부위의 근육에 긴장이 쌓이면서 유발되는 경우가 많다고 말씀드렸습니다. 그렇다면 목 통증을 치료하려면 어떻게 해야 할까요? 앞에서 여러 번 반복했으니 이제는 눈치채셨을 거라 생각합니다. 맞습니다! 목어깨 부위에 쌓인 긴장을 풀어주어야 통증도 사라지게 됩니다. 지금부터 목 통증을 없애는 구체적인 방법을 알아보도록 합시다.

❶ 목어깨 두들기기

목어깨를 치료할 때도 앞서 여러 번 등장했던 몽돌을 사용합니다. 굳은 목어깨 부위를 몽돌로 두들겨서 부드럽게 해주는 것이지요. 아시다시피 두들기기를 한다고 해서 당장 증세가 좋아지는 것은 아닙니다. 통증이 더 심해지면서 붓고 멍이 들 수도 있지만 괴로워도 점차적으로 강도를 높여가며 꾸

준히 도전하셔야 합니다. 몽돌을 쥔 팔의
팔꿈치를 반대편 손으로 밀어 올려주면서
두들기면 더 수월하게 두들기기 치료를
할 수 있습니다. 근육이 얼마나 굳었는지
에 따라 다르지만 두들기기는 적어도 2~3
주 이상 계속해야 증세가 나아진다는 것
을 기억하면서 지치지 말고 계속하는 것
이 정말 중요합니다.

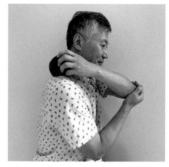

[사진 목1] 팔꿈치 밀어 올려 목어깨 두들기기

❷ 목어깨 운동치료

목어깨의 근육을 긴장시키는 자세는 머리를 앞으로 숙이고 가슴을 움츠
리는 자세로 집중할 때 흔히 하는 자세입니다. 이렇게 몸을 앞으로 숙이면
서 긴장하는 자세와 반대로 목 운동을 해서 목어깨를 부드럽게 하는 치료법
이 바로 목어깨 운동치료법이지요. 그 방법은 우선 머리를 들고 어깨 끝 쪽
을 향해 머리와 목을 회전시키면서 가슴을 편 채 등 쪽으로 머리를 최대한
뒤로 젖히는 것입니다. 이때 바른 자세로 서거나 앉은 상태에서 머리와 목
을 회전시키는 것이 중요하지요. 고개를 돌리기 힘들다고 어깨를 앞쪽으로
가져와서는 안 됩니다. 앞을 향하던 시선을 엉덩이 가운데 쪽으로 옮긴다고
생각하면 비교적 쉽게 할 수 있습니다.

머리를 뒤로 돌려 회전하는 이 운동치료법도 처음 시작할 때는 목어깨
부위가 너무 아프고 저릿해질 수 있습니다. 목어깨 부위가 많이 굳은 노인
들은 조금만 움직여도 아파서 하기가 쉽지 않지요. 여러 번 반복해서 머리
를 등 뒤로 많이 회전하고 기울여도 목어깨 부위에 불편한 느낌 없이 자연

스럽게 움직이게 되면 다양하게 나타났던 목 증세들이 훨씬 좋아집니다. 목어깨 부위의 긴장은 목의 움직임이 없는 밤사이에 더 많이 더 빠르게 진행되어 아침에 일어나면 통증이 심해지고 목을 움직이기가 더 힘들어집니다. 그래서 목어깨 두들기기와 머리 뒤로 돌리고 기울이는 운동치료법은 자고 일어난 아침부터 하는 것이 효과적입니다.

가끔 급성으로 목어깨 부위가 굳어서 자고 일어나면 아예 목을 움직이지 못하고 통증에 쩔쩔매는 경우가 있습니다. 주로 초등학생이나 20~30대 성인들이 갑자기 너무 긴 시간 동안 집중을 하면 나타나는 현상이지요. 이런 경우에는 환자 혼자서 목 운동을 할 수 없기 때문에 보호자가 환자의 머리와 턱을 잡고 굳은 목을 억지로 회전시키고 등 뒤로 기울여주어야 합니다. 이때 횟수는 3~5회 정도를 반복하는 것이 좋습니다.

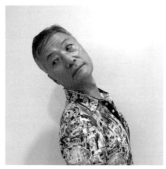

[사진 목2] 목을 뒤로 회전시켜 등 뒤로 머리 기울이기1 - 스스로 하는 방법

자칫 잘못하여 고개를 무리하게 회전시키면 목근육이 더욱 긴장하게 되어 위험할 수 있습니다. 그래서 전문의의 치료를 받는 것이 안전한데 문제는 이러한 환자들에게 목 운동을 권유하기보다 아예 움직이지 말라고 시키는 의사들이 많다는 것입니다. 움직이지 말고 보조기를 차라는 등의 처방을 내려서 환자들의 증세를 더 악화시키는 의사들이 대다수지만 그 말을 한 번쯤 다시 생각해 보며 맹신하

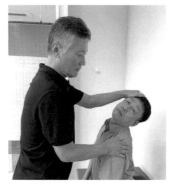

[사진 목3] 목을 뒤로 회전시켜 등 뒤로 머리 기울이기2 - 타인이 도와주는 방법

지 말아야 합니다.

❸ 목어깨 근육 활성화 운동

치료의 기본인 목어깨 두들기기, 목 뒤로 기울이며 하는 회전 운동과 함께 장기적으로는 목어깨 부위의 근육을 활성화시키는 운동으로 목어깨 부위를 관리할 필요가 있습니다. 근육의 기본 기능 중에서 중요한 것은 근육의 길이가 늘어나고(이완) 줄어드는(수축) 운동을 하는 것입니다. 평소에 우리가 사용하는 대부분의 근육은 이런 기능을 반복하고 있지요.

목어깨를 비롯하여 날개뼈 부위 같은 등근육들은 다른 근육처럼 활성화된 이완과 수축을 반복하기보다는 이완된 상태로 계속 긴장하고 있는 경우가 대부분입니다. 그래서 평생 동안 거의 할 일이 없는 수축 운동으로 목어깨 부위 근육을 활성화하는 것이 굉장히 중요하지요. 팔꿈치를 90도로 접어서 양 옆구리에 대고 머리를 최대한 뒤로 젖히면서 팔꿈치를 몸 뒤로 보내 목어깨 부위와 등 위쪽 근육을 수축시키는 운동을 해봅시다. 등의 두 날개를 모으는 느낌으로 하면 쉽습니다. 이 운동은 소위 거북목이나 일자목처럼 구부정하고 뻣뻣해진 목과 등을 바로 펴는 운동법이기도 합니다. 나이를 불문하고 목과 등이 구부정한 분들이 꼭 해야 할 운동이지요. 머리를 뒤로 젖히는 동작은 특히 노인들에게 낯선 동작이어서 어지럼증이 생길 수도 있으니 눈을 계속 뜨고 하는 것이 중요합니다.

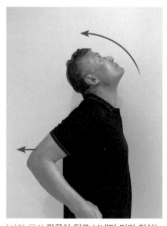

[사진 목4] 팔꿈치 뒤로 보내며 머리 젖히는 목어깨 근육 활성화 운동

❹ 목어깨 부위와 관련된 다양한 증세와 치료

목어깨 부위에 쌓인 긴장은 통증, 열감, 저림, 벌레가 기어가는 느낌과 같은 다양한 증세를 만들어냅니다. 근육이 굳으면 통증이 생기는 것이 당연하지만 통증 외에도 '뜨겁다, 시리다, 저리다, 뭔가가 기어다니는 것 같다, 무겁다, 뻐근하다, 결린다' 같은 다양한 증세를 호소하는 환자들이 많지요. 이런 느낌들은 비정상적인 감각, 즉 이상감각인데 근육이 부드럽고 정상일 때는 나타나지 않습니다. 이런 이상감각도 목어깨 부위를 열심히 두들기고, 머리와 목을 뒤로 회전하며 기울이는 치료로 모두 고칠 수 있습니다.

다만 한 가지 주의해야 할 것은 '근육은 선처럼 서로 연결되어 있다'는 것입니다. 따라서 목어깨 부위에 한정된 증상 외에도 목어깨 부위와 직접 연결된 근육이나 기능적으로 연관된 근육에서도 여러 증상들이 나타날 수 있습니다.

(1) 두통

두통은 목어깨 부위와 관련된 가장 흔한 증세입니다. 목어깨 부위에 지속적으로 긴장이 쌓여 굳으면 그 위로 연결된 목과 두피의 근육들도 굳습니다. 목과 두피의 근육이 굳으면서 두통이 생기는데 뒷골이 당기는 증세도 원인이 같습니다. 두통이 생기는 핵심 부위는 목 위쪽 머리카락이 끝나는 곳입니다.^{그림 목2} 이곳을 깊게 눌러보면 엄청난 통증이 느껴지는데 만성적으로 반복해서 발생하는 두통은 목근육의

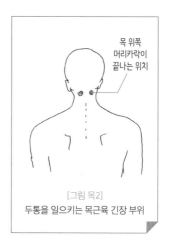

목 위쪽
머리카락이
끝나는 위치

[그림 목2]
두통을 일으키는 목근육 긴장 부위

긴장이 그 원인이라 할 수 있지요.

두통을 치료하려면 핵심 부위인 목 위쪽의 머리카락이 끝나는 부위를 두들겨주면 됩니다. 머리가 아플 때 이곳을 두들기면 두들기는 자리 자체도 심하게 아프지만 그 위로 연결된 머리에 더 심한 통증이 생깁니다. 두들길 때마다 머리가 흔들려서 두통이 더 악화되는 것 같지요. 심한 경우 두통과 함께 구역질이 날 수도 있습니다. 하지만 이런 괴로움을 이겨내며 10~15분 정도 두들기기를 계속하면 신기하게도 대부분의 두통이 사라집니다.

목 위의 핵심 부위 두들기기와 기본 운동인 목어깨 두들기기를 같이 하면 더 좋습니다. 또한 두들기기와 머리 뒤로 회전해서 기울이기 운동치료를 같이 하면 효과적으로 두통을 치료할 수 있지요. 평소에 두통이 없을 때도 목 위의 핵심 부위를 손으로 깊게 눌러봐서 혹시 통증이 숨어 있는지 확인하고 만약 통증이 있으면 두통이 생기기 전에 미리 두들기기, 목 뒤로 회전하여 머리 뒤로 기울이기 치료로 두통을 예방할 수도 있습니다. 이런 치료법을 습관처럼 반복하면 수년 간 병원을 다니면서 약물치료를 하고 반복되는 비싼 검사를 하면서 관리를 해도 낫지 않던 만성두통에서 해방될 수 있습니다.

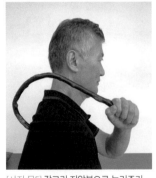

[사진 목5] 갈고리 지압봉으로 눌러주기

(2) 날개뼈 부위의 통증, 결림, 저림 증세

목어깨 부위의 긴장과 관련하여 목어깨 아래쪽으로는 날개뼈 부위의 통증, 결리고 쑤시고 저리는 등의 증상들이 자주 발생합니다. 목어깨 부위가 굳으면 그 아래쪽에 연결된 날개뼈나 주위 근육들도 같이 굳어서 통증, 결림, 저림 같은 증세가 생기는 것이지요. 통증 호발부위는 삼각형 모양의 날개뼈 한가운데입니다.^{그림 목3} 이 부위는 손이 잘 닿지 않으므로 갈고리 지압봉을 이용해 눌러주면 효과적입니다.

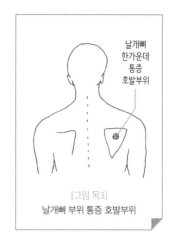

[그림 목3]
날개뼈 부위 통증 호발부위

바닥에 딱딱한 야구공을 놓고 누워 등으로 눌러서 굳은 날개뼈 부위를 부드럽게 하는 치료도 큰 도움이 됩니다. 날개뼈 부위를 부드럽게 하는 운동치료로는 앞에서 설명한 목을 회전하여 머리 뒤로 기울이기가 기본입니다. 두 날개뼈를 모으는 운동이나 어깨를 위로 으쓱하는 동작을 하면서 평소 별로 움직임이 없는 날개뼈를 최대한 움직이는 것도 중요한 운동치료법이지요. 날개뼈 가운데를 눌러주는 것처럼 그 주위도 같은 방법으로 눌러주고 운동을 해주면 통증 외에 결림, 저림 같은 증세까지 모두 치료할 수 있습니다.

(3) 가슴 통증

목어깨 부위의 근육을 굳게 만드는 집중하는 자세는 가슴을 조이는 동작이므로 가슴근육에 긴장이 많이 쌓여 통증이 생기게 됩니다. '가슴이 아프다, 가슴이 답답하다, 가슴에 벌레가 기어다니는 것 같다, 가슴에서 열이 난다, 숨쉬기가 힘들다'와 같은 증세는 모두 가슴근육의 긴장 때문에 나타날 수 있습니다. 가슴 증세의 호발부위는 가슴 가운데 부위입니다.^{그림 목4} 가슴 가운데를 중심으로 여러 군데를 손가락 끝으로 눌러보면 통증이 있는 부위를 비교적 쉽게 찾아낼 수 있습니다. 이 부위를 부드럽게 풀어주려면 지

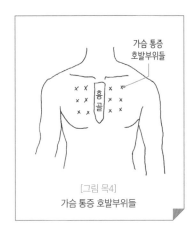

[그림 목4]
가슴 통증 호발부위들

압봉을 이용해서 가슴의 가장 아픈 곳부터 꾹꾹 눌러주면 됩니다.

처음에 지압봉으로 누르면 몸서리칠 정도로 아프기도 하고 가슴이 더 아파져서 숨쉬기가 힘들어지기도 합니다. 이럴 때는 가슴 눌러주기 치료와 함께 만세를 하듯이 두 팔을 올리고 가슴을 최대한 앞으로 밀면서 굳은 가슴근육을 스트레칭하는 것도 좋은 방법입니다. 이럴 때는 가슴 꾹꾹 눌러주기와 가슴근육 스트레칭 치료를 하면 가슴 통증이 사라지면서 답답했던 가슴이 시원해지는 것을 느낄 수 있습니다. 호흡도 한결 편해지고요. 열감이나 벌레가 기어다니는 것 같은 이상감각 역시 모두 좋아집니다.

가슴근육의 긴장이 가슴 통증 증세의 원인이라는 사실은 아주 중요합니다. 대부분 '가슴'이라고 하면 '심장 또는 폐'를 쉽게 떠올리지요. 그래서 가슴에 통증이 있으면 심장이나 폐가 잘못된 건 아닌지 불안에 시달리는 분들이 많습니다. 사람의 넓은 가슴에는 가슴의 너비만큼 큰 근육들이 있습니다. 가슴근육이 아무리 넓더라도 움츠리고 집중하는 자세를 반복하여 긴장이 쌓이면 다른 부위의 근육에서처럼 통증을 비롯한 다양한 증세가 나타날 수 있습니다. 그런데 평소에 왼쪽 가슴 쪽에만 반복되는 오래된 통증이 있으면 심장이 원인이 아닐까 하는 생각에 심장내과를

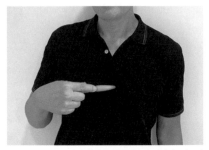

[사진 목6] 지압봉으로 가슴 눌러주기

방문하는 경우가 많습니다. 불안한 마음으로 심장내과를 방문하면 대개는 불안한 환자 심리에 편승해서 '협심증이다, 심장혈관의 문제가 의심된다, 심장혈관 촬영이 필요하다' 등의 설명과 함께 환자의 증세를 심장의 문제로 몰아가기 십상이지요. 이런 과정을 거치면서 수많은 협심증 환자가 만들어지고 증세와 아무 관계도 없고 효과도 없는 약을 평생 복용하는 환자가 생기는 겁니다. 통증이 있는 가슴의 여러 부위를 깊게 꾹꾹 눌러봐서 통증이 있는 곳을 찾아내고 눌러주기와 가슴 체조만 해도 좋아질 수 있는 증세를 협심증으로 만드는 것은 사람들에게 쓸데없는 불안을 안겨주는 것과 다름없습니다. 잘못된 진단으로 언제 죽을지 모른다는 불안감에 시달리는 사람들을 보면 의사로서 안타깝기 그지없습니다.

(4) 어지럼증

목어깨 부위가 굳고 목 전체 근육까지 굳으면 어지럼증이 생기기도 합니다. 어지럼증은 머리가 느끼는 균형감각에 이상이 생길 때 나타나는 증세로 머리를 빠르게 흔들면 누구나 어지럼증을 느끼지요. 이때 생기는 어지럼증은 머릿속이나 귓속의 특별한 이상 때문이 아니라 우리 몸이 평소에 자주 하지 않던 머리 흔드는 동작을 낯선 동작으로 인식해서 균형감각에 혼란이 생겨 발생하는 것입니다. 늘 해오던 동작들이라도 움직이는 속도, 머리의 위치가 낯설게 느껴지면 어지럼증이 생기기도 합니다.

아침에 잠자리에서 일어나거나 세수할 때 머리를 숙이는 동작처럼 빠른 속도로 머리의 위치를 바꾸면서 움직이면 우리 몸이 늘 하던 움직임을 낯선 동작과 낯선 속도로 새롭게 인식해서 어지럼증이 생기는 것입니다. 부드러운 상태의 목 주위 근육과 연결된 머리는 평소 늘 하는 동작의 속도감, 머리의 높낮이를 낯설지 않다고 인식하지만 목근육, 목어깨 부위의 근육이 굳으면 일상적인 움직임도 낯선 동작과 낯선 속도로 인식해서 머리의 균형감각에 혼란이 생깁니다. 그래서 어지러움을 느끼는 것이지요.

어지럼증을 치료하기 위해서도 앞서 언급했던 목과 목어깨 부위 두들기기, 머리 뒤돌아보기 같은 치료를 하여 굳은 목 주위 근육을 풀어주는 것이 좋습니다. 속도감에 익숙해지기 위해서는 시선을 어느 한 곳에 고정하고 머리를 움직이는 훈련을 하면 됩니다. 예를 들면 아침에 깨서 벌떡 일어나기보다는 누운 채로 천정의 한 곳을 응시하면서 일어나고 세수를 할 때도 계속 수도꼭지를 응시하면서 머리를 숙이는 것이지요. 눈앞의 한 곳에 시선을 고정하고 머리를 양옆으로 조금씩 흔들어서 움직임의 속도감과 변하는 머리의 위치가 익숙해지도록 해봅시다. 익숙해지면 더 빠르게 머리를 흔들어보고 도리도리 같은 회전 동작에도 도전해 보는 것이 좋습니다. 한 가지 주의할 점은 이런 훈련들을 할 때 반드시 눈을 뜨고 해야 한다는 것입니다. 눈을 감으면 고정된 시선의 도움으로 유지되던 머리의 균형감각이 무너지면서 금세 어지러워지기 때문에 항상 주의가 필요합니다. 우리가 평소에 반복적으로 느끼는 어지럼증 대부분은 뇌의 질환이나 이석증 같은 원인과는 무관합니다. 평상시에 반복되는 어지럼증은 목 주위 근육의 긴장 때문임을 기억하셔야 합니다.

(5) 체머리 증세

노인 중에는 머리가 저절로 흔들리는 체머리 증세로 고생하는 환자 분들도 많습니다. 사람의 머리는 약 4~5kg으로 생각보다 무거워서 머리를 들고 있으려면 목과 목어깨 부위의 근육에 힘이 있어야 하지요. 나이가 들어 목과 목어깨 부위 근육이 굳으며 기능이 떨어지면 머리의 무게 저항을 이기지 못해 머리가 저절로 흔들리게 되는데 이것이 바로 체머리 증세입니다. 헬스장에서 감당하기 힘든 중량으로 운동할 때나 화를 낼 때 온몸의 근육이 심하게 긴장되면서 몸이 부들부들 떨리는 것을 생각해 보면 이해가 쉽습니다. 특히 누군가와 대면하는 상황에서 긴장을 하면 머리가 더 심하게 흔들리는데 이는 목근육이 더욱 긴장하기 때문에 생기는 현상입니다.

체머리 증세를 치료하기 위해서는 목과 목어깨 부위 두들기기와 목 뒤로 회전하기 등 날개를 모으며 하는 목어깨 부위 근육 활성화 운동 등을 하는 것이 좋습니다. 앞선 여러 증상들과 동일하게 목 주위 근육들을 부드럽게 하고 활성화시키는 것이 중요하지요. 양쪽 어깨를 으쓱거리며 상부승모근을 적극적으로 수축시키는 운동도 도움이 됩니다. 이런 방법으로 3~4개월 이상 꾸준하게 치료하면 체머리 증세가 좋아집니다. 체머리 증세는 어떻게 치료를 해도 낫지 않는다는 인식이 있어서 대부분의 노인들은 치료를 포기한 채 살아가지만 체머리의 원인을 새롭게 이해하고 목 주위 근육들을 관리하기 시작하면 얼마든지 나을 수 있습니다. 그러니 포기하지 말고 알려드린 방법들을 꾸준히 실천하셔야 합니다.

(6) 주의! 목과 관련 없는 팔 저림 증세

목 증세와 동시에 팔 저림 증세가 나타나면 목디스크라는 진단을 받기가 쉽습니다. 하지만 목 통증과 팔 저림 증세는 각각 다른 병이라고 생각해야 합니다. 대다수 의사들의 설명처럼 목디스크 때문에 목이 아프고 팔 저림 현상이 나타나는 것이 아닙니다. 목 통증은 목어깨 부위의 근육 긴장 때문이고 팔 저림은 팔근육의 긴장 때문에 생깁니다. 따라서 각각 다른 병이라

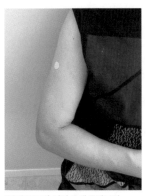

[사진 목7] 팔 저림 증세 호발부위
상완외측부(흰점 표시)

고 생각해야 하지요. 당연히 치료도 목과 팔을 연관 짓지 말고 따로 해야 합니다.

각기 다른 원인의 각기 다른 증세를 목디스크라는 한 가지 원인 때문이라 단정하고 치료하면 낫기가 힘듭니다. 목디스트 진단이 너무 흔해서 이런 설명이 낯설 수 있지만 이것이 사실입니다. 팔 저림 증세는 주로 어깨관절과 팔꿈치 중간쯤의 상완외측부에 나타나기 쉽습니다. 사진에 표시한 것처럼 어깨관절과 팔꿈치의 중간 부위를 두들겨서 저림 증세를 치료할 수 있지요. 이곳의 근육이 굳어서 신경을 압박하면 저림 증세가 나타나는데 몽돌을 이용해 여기를 두들기면 생각보다 쉽게 저림 증세가 해결됩니다. 팔이 저리면 무조건 목디스크 때문이라는 익숙한 공식을 깨뜨리고 팔 저림 증세가 나타나면 상완외측부를 두들겨 근육을 풀어줍시다.

Q&A
목에 대한 모든 것

MRI 결과에 튀어나온 디스크가 보이던데 목디스크 아닌 게 맞나요?

Ⓠ 목 통증으로 병원에서 MRI 검사를 했는데 제가 봐도 디스크가 튀어나와 보여서 놀랐습니다. 이렇게 눈에 보이는데 목디스크가 아니라고요?

Ⓐ 검사에서 디스크가 불룩하게 나와있는 소견은 말 그대로 디스크만 불룩해진 상태이지 척추신경을 누르고 있는 것은 아닙니다. 경추는 특히나 사지로 가는 척수(spinal cord)가 지나가는 중요한 곳이라 다른 척추 부위보다 척추관도 훨씬 넓고 단단한 여러 겹의 보호막으로 둘러싸여 있습니다. 따라서 불룩한 디스크가 신경을 직접 누를 수가 없지요. 우연히 보이는 디스크가 불룩해진 소견을 마치 지금 당장 디스크가 척수나 척추신경을 심각하게 누르고 있는 것처럼 호들갑을 떠는 것이 잘못입니다. 그러니 안심하십시오. MRI상 보이는 소견은 환자들의 목 증세와는 아무 관계가 없을 뿐더러 '목디

스크'라는 병은 세상에 존재하지 않는 '없는 병'입니다.

거북목 교정을 위해 목보조기를 착용하라는데 해야 할까요?

Q 목이 아파서 병원에 갔더니 거북목이라고 합니다. 이대로 두면 나중에 목디스크에 걸릴 수 있다고 교정치료를 위해 목보조기 착용을 권하는 데 따라야 할까요?

A 목을 고정시키는 보조기를 착용해서는 안 됩니다. 거북목이나 일자목은 목과 목어깨 부위의 근육들이 굳어서 목이 뻣뻣해진 상태를 말합니다. 뻣뻣해진 목의 옆모습이 앞으로 구부정하게 굽어 있으면 거북목이라 부르고 일자 모양으로 긴장되어 있으면 일자목이라고 하는 것이지요.

거북목이나 일자목은 경추(목의 척추)와는 전혀 관계가 없습니다. 오히려 목근육의 긴장 때문에 생깁니다. 그래서 굳은 목어깨 부위를 두들기고, 머리를 뒤로 돌려 등 뒤로 기울이는 운동, 머리를 뒤로 젖히며 양 날개를 모으는 목어깨 부위 근육 활성화 운동 등으로 꾸준히 치료하면 나을 수 있습니다. 한 번이라도 더 움직여서 목을 부드럽게 만드는 치료가 필요한 상황인데 반대로 목이 움직이지 않도록 고정하는 보조기 치료는 굳은 목을 더욱더 긴장하게 합니다. 그러니 절대로 해서는 안 됩니다. 그리고 굳은 목근육에서 어느 날 갑자기 디스크가 저절로 쑥 튀어나올 일도 없습니다. 환자들에게 정말 필요한 운동치료는 하지 않고 반대로 디스크니 뭐니 하면서 겁을 주며 증세를 악화시키는 상업적인 의사들을 분별할 수 있어야 합니다.

목디스크 진단을 받았습니다. 경과를 보다가 디스크 수술을 해야 한다는데 수술이 꼭 필요한가요?

🅠 목이 뻣뻣하고 아파서 병원에 갔더니 MRI 촬영 후 목디스크 진단을 내려주더군요. 약물치료를 하며 경과를 보다가 안되겠으면 디스크 수술을 해야 한다는데 꼭 수술을 해야 할까요?

🅐 환자분의 증세는 목디스크와는 전혀 관계가 없습니다. 그러니 디스크 수술도 할 필요가 없습니다. 목어깨 부위를 깊게 눌러보면 아픈 곳이 있을 겁니다. 그곳의 근육이 굳어서 목이 뻣뻣해진 것이지요. 이런 증세는 굳은 목어깨 부위를 몽돌로 두들기고 머리를 뒤로 돌려 등 쪽으로 기울이기 같은 운동치료를 꾸준히 하면 모두 고칠 수 있습니다.

믿기 힘드시겠지만 목디스크라는 병은 '없는 병'입니다. 목디스크는 환자의 증세와는 전혀 관계없는 디스크를 증상의 원인이라고 하는 상업적인 의사들 때문에 만들어진 일종의 괴물에 불과합니다. 환상 속의 괴물이었던 목디스크(허리디스크, 협착증도 마찬가지)가 의사들의 돈벌이 수단으로 사랑받으면서 현실에서 날뛰게 된 것이지요. 디스크라는 괴물은 이제 너무 커져서 아무도 손댈 수 없는 진짜 무서운 괴물이 되어버렸습니다. 상업적인 의사들은 이 괴물의 등에 올라타 수많은 불쌍한 환자들을 겁먹게 하고 환자들을 먹잇감으로 몰아가고 있지요. 앞으로 이 괴물이 사라지려면 긴 세월이 필요할 겁니다. 그동안 환자들은 디스크라는 괴물이 실존하지 않는다는 사실을 믿으며 자신의 증세를 스스로 고칠 수 있음을 꼭 경험해 보셔야 합니다.

목디스크 수술을 했는데 목 통증과 팔 저림 증세가 다시 생겼습니다.

어떻게 해야 할까요?

Q 목이 아프고 팔이 저려서 목디스크 수술을 받았습니다. 수술 후 잠시 동안은 상태가 아주 좋았는데 얼마 지나지 않아 다시 목이 아프고 팔도 저립니다. 오랫동안 여러 가지 치료를 받아도 낫지 않아서 마지막 방법이라는 의사의 말을 믿고 수술을 했는데 어쩌면 좋을까요?

A 안타깝게도 수술을 포함해서 이전에 받았던 모든 치료들을 머릿속에서 지워버려야 환자분의 증세를 없앨 수 있습니다. 환자분의 증세는 디스크가 원인이 아닙니다. 디스크가 원인이 아니니까 수술을 해도 치료가 되지 않는 것이지요. 목의 통증은 목어깨 부위의 근육이 굳어서 생기고 팔 저림 증세는 상완 중간 외측 부위의 근육이 굳어서 생기는 각각 다른 증세입니다. 굳은 목어깨 부위를 두들기기로 부드럽게 하고 팔 저림 증세를 만드는 상완 중간 외측 부위를 따로 두들겨서 근육을 풀어주면 증상들이 사라질 겁니다.

수술 후 잠시 상태가 좋아졌다고 착각하는 것은 수술 동안 전신마취를 하면서 강력한 근육이완제를 투여했기 때문입니다. 이 때문에 굳은 목과 팔의 근육들이 일시적으로 부드러워졌기 때문이지요. 환자분의 증세는 한 가지 원인으로 생긴 것도 아닐 뿐더러 목디스크가 증세의 원인은 더더욱 아닙니다. 환자분의 증상은 목과 팔에서 생긴 두 가지 병이라 할 수 있습니다. 그러니 목과 팔 각각의 원인을 치료하면 모두 나을 수 있는 것이지요.

목디스크가 심하다며 목을 움직이지 말라고 하는데 목 운동을 해도 될까요?

Q 목 통증으로 병원에 갔더니 의사가 제 목을 뒤로 회전시키면서 아프거

나 저리냐고 물어서 목도 아프고 등의 날개 부위도 저릿하다고 대답했어요. 그랬더니 목디스크가 심하다며 함부로 목을 움직여서는 안 된다는데 반대로 여기 꿈의 진료실에서는 적극적으로 목 운동을 권하시네요. 정말 목 운동을 해도 되는 건가요?

Ⓐ 목을 최대한 뒤로 회전시키고 머리를 등 뒤쪽으로 기울이는 운동치료법은 목어깨 부위를 수축시키는 운동입니다. 그래서 운동을 하면 이 부위들의 신경이 같이 압박되며 날개 부위나 어깨 뒤쪽으로 저릿저릿한 느낌이 들 수 있지요. 상업적인 의사들이 목디스크 때문에 이런 저릿함이 생긴다고 설명하는데 너무나 그럴싸해서 대부분의 환자들이 의심 없이 받아들입니다.

일부 의사들의 설명처럼 한 번의 목 회전으로 디스크가 튀어나왔다가 목을 바로 돌리면 디스크가 다시 들어가는 일은 있을 수 없습니다. 경추는 일상 동작에서 디스크가 들락날락하는 불안정한 구조물이 아니기 때문이지요. 오히려 디스크와는 무관하게 적극적으로 목의 회전운동을 해서 나중에는 아무리 회전운동을 세게 해도 저릿하지 않도록 만드는 것이 진짜 치료입니다. 상업적인 의사들의 엉터리 설명을 잊고 적극적으로 모든 범위의 목 운동을 생활화해야 합니다.

목 통증과 두통 증세가 있지만 병원에서는 문제가 없다고 합니다. 믿어도 될까요?

Ⓠ 평소에 늘 목이 뻐근하고 두통도 자주 생깁니다. 병원에 가봐도 특별한 원인이 없다고 해서 처방약을 먹는데 그때뿐이에요. 어떡하면 좋을까요?

Ⓐ 하루 종일 모니터를 보며 지속적인 긴장 속에 사는 직장인들에게 흔한

증세입니다. 증세가 아주 심하지도 않으면서 목 주위 어딘가에 불쾌한 느낌이 있고 머리가 맑지 않지요? 가끔 두통도 느껴지시고요?

머리를 숙이고 장시간 같은 자세를 하고 있으면 근육이 긴장하는데 이로 인해 목어깨 부위의 근육이 굳으면서 이런 증세들이 나타나게 됩니다. 증상이 나타나면 근무하는 동안 가능하면 30~40분 간격으로 자세를 풀어주어야 합니다. 머리를 뒤로 회전하고 등 쪽으로 기울이기 운동을 몇 번만 가볍게 해줘도 증세가 금방 나아지지요. 또는 머리를 뒤로 젖히고 천장으로 시선을 보내며 고개를 도리도리하듯이 회전운동을 몇 번 해줘도 됩니다. 적극적으로는 의자에서 일어나 머리를 뒤로 젖히면서 양쪽 팔꿈치를 등 뒤로 보내며 양 날개를 모으고 가슴을 펴는 운동을 하는 것도 좋습니다. 단 한 번만으로도 큰 효과를 볼 수 있는 운동법입니다.

목어깨 부위의 근육을 활성화시키는 이 운동은 직장에서 목, 가슴, 등, 허리의 긴장을 관리할 때 할 수 있는 간단하고도 효과적인 방법입니다. 낮 동안 직장에서 쌓인 긴장은 움직임이 없는 밤 동안에 목어깨 부위의 근육을 계속해서 더 굳게 만들기 때문에 아침에 일어나면 목 주위의 불편한 느낌이 제일 심한 상태가 되지요. 그래서 아침에 목어깨 부위를 시동 걸듯이 가볍게 관리하고 하루를 시작하면 목 증세들이 훨씬 좋아집니다.

꿈의 진료실에서는
이렇게 치료합니다1

- 60대 환자 -

◆ 꿈의 진료실 1일차

의　사　"어디가 불편하세요?"

환　자　"목이 아파서 왔어요. 목을 움직이기 힘들고 어깨 쪽이 결립니다.
　　　　머리도 자주 아프고요. 여러 해 동안 좋다는 치료를 다 받았는데
　　　　안 고쳐지네요. 다른 병원에서는 이제 목디스크 마지막 단계라면
　　　　서 수술을 하자고 하더라고요. 무섭고 답답한 마음에 왔습니다."

의　사　"걱정 마십시오. 환자분의 증세는 다 고칠 수 있습니다."

환　자　"정말요?"

의　사　"단 지금까지 해왔던 모든 치료법을 머릿속에서 싹 지우고 지금부
　　　　터 제가 하는 설명을 잘 받아들이셔야 합니다."

환 자 "진짜 나을 수 있을까요? 나을 수만 있다면야…. 수술까지 각오한 마당에 못할 게 뭐가 있겠어요. 해볼게요!"

의 사 (환자의 목어깨 부위를 깊게 누른다) "지금 누르는 여기가 어떻습니까?"

환 자 (몸을 비틀어 의사의 손을 피하며) "아, 아! 엄청 아파요!"

의 사 "여기가 앞으로 환자분이 중점적으로 치료해야 할 부위입니다. 앞으로 여기를 '목어깨'라고 하겠습니다. 환자분이 지금까지 살면서 집중을 하실 때마다 여기에 긴장이 쌓였을 겁니다. 긴장이 쌓이고 굳어서 증세가 나타난 것이죠. 이 목어깨 부위를 부드럽게 하는 것이 치료의 시작입니다. (몽돌을 보여주며) 이런 몽돌을 이용해서 굳은 목어깨를 두들겨줘야 합니다." (환자의 목어깨 부위를 몇 차례 두들긴다)

환 자 "아, 으악! 너무 아파요. 그만요. 그만하세요!"

의 사 "목어깨 두들기기와 더불어 집중하는 자세와 반대인 목 운동치료도 해야 합니다. (환자의 머리를 억지로 뒤로 회전시키며 등 쪽으로 기울인다) 이 동작도 많이 아플 겁니다."

환 자 "네, 더 아프네요. 다른 병원에서는 목을 회전시키는 운동을 하면 디스크가 더 튀어나온다면서 하지 말라던데 정말 이렇게 해도 괜찮을까요?"

의 사 "환자분의 증세는 디스크와는 전혀 관계가 없습니다. 조금 전에 눌러서 아팠던 목어깨 부위가 원인이니 굳은 목을 여러 방향으로 잘 움직일 수 있도록 운동치료를 해야 하지요. 움직임이 제한된 목을 지금이라도 괴롭도록 움직여서 편하게 움직일 수 있도록 만들어야 합니다. 상업적인 의사들의 말처럼 경추의 디스크는 목을 돌린다고 쑥 튀어나오고 목을 바로 한다고 쏙 들어가지 않아요. 환자들을 돈벌이 수단으로 삼으려고 과장해서 겁주는 설명일 뿐입니다. 이제 그런 설명은 머릿속에서 지워버리고 목어깨 부위 두들기기와 목의 회전운동 치료를 꾸준히 하셔야 합니다."

환 자　"네, 잘 알겠습니다. 말씀대로 해보겠습니다!"

◆ 꿈의 진료실 2일차

환 자　"안녕하세요."

의 사　"어제는 배운 대로 좀 해보셨습니까?"

환 자　"하기는 했는데 너무 아파서 두들기기는 조금만 하고 목을 회전시켜서 등 뒤로 기울이는 운동을 좀 했어요. 통증은 여전하지만 목이 전보다 잘 움직이는 것 같아요."

의 사　"치료를 시작할 때는 다들 너무 아프고 괴로워합니다. 쉽게 나아지지 않기 때문에 불안한 마음을 내비치기도 하고요. 하지만 조금씩 치료 강도와 횟수를 늘리면 분명 효과를 보실 수 있습니다. 오늘은 목어깨 부위 기본 관리법을 알려드리겠습니다. (목 위쪽 머리카락이 끝나는 부위를 누르며) 여기를 누르면 어떻습니까?"

환 자　(깜짝 놀라며) "아이고! 너무 아픕니다. 거기가 왜 그렇게 아픈가요?"

의 사　"목어깨가 굳으면 이 부위의 근육도 잘 굳습니다. 머리카락이 끝나는 위치의 근육이 굳어 목 위쪽에 통증이 생기고 두피도 같이 굳으면서 두통이나 뒷골이 당기는 증세가 나타나는 것이지요. 만성두통의 원인은 바로 여기입니다."

환 자　"아, 그래서 제가 늘 두통이 있고 뒷목과 뒷머리가 뻐근했군요."

의 사　"네, 목어깨를 관리하면서 목 위의 머리카락이 끝나는 이 부위를 관리하면 두통도 없어지고 뒷목과 뒷머리도 시원해집니다. 치료 방법은 역시 몽돌을 이용해서 두들기는 것이고요. (몽돌로 몇 차례 두들겨준다)"

환 자 "으악, 으악! 너무 아픕니다. 그만하세요! 거기를 두들기니까 머리 전체가 흔들리고 울리면서 너무 아파요."

의 사 "많이 괴로울 겁니다. 하지만 두들기기가 익숙해지면 머리가 맑아지고 기분도 좋아질 거예요. 목을 뒤로 돌려서 머리를 기울이는 운동도 같이 하셔야 합니다."

환 자 "네, 괴롭지만 그래도 해보겠습니다."

의 사 "다음은 날개 쪽 통증 관리에 대해서 설명드리겠습니다. 목어깨 부위 아래쪽으로 연결된 날개뼈 부위에도 근육이 굳으면서 통증, 저림, 벌레가 기어다니는 느낌 등의 증세가 생깁니다. 호발부위는 바로 여기입니다. (환자의 날개뼈 가운데를 누른다)"

환 자 "아악! 거기도 엄청 아프네요! 누르시는 곳마다 안 아픈 데가 없어요."

의 사 (갈고리 지압봉으로 환자의 날개뼈 가운데를 누르며) "이 부위는 손이 잘 안 닿아서 갈고리 지압봉을 이용해 당기면서 눌러주면 좋습니다. 아니면 바닥에 야구공을 놓고 누워서 등으로 마사지를 해줘도 좋고요."

환 자 "네, 잘 알겠습니다. 해야 할 게 많네요."

의 사 "아직 더 있습니다. 오늘 알려드릴 마지막 관리법으로 가슴 관리법입니다. 아주 중요한 내용이에요."

환 자 "네? 가슴 관리법이요?"

의 사 "집중하는 자세는 목어깨 근육과 가슴 쪽 근육들을 굳게 합니다.

그래서 가슴의 통증을 비롯해 여러 가지 불편한 느낌들이 생기는 것이죠. (가슴 가운데를 지압봉으로 누르며) 이렇게 지압봉으로 눌러보면 평소에 잘 느끼지 못했던 가슴 통증을 확인할 수 있습니다."

환　자　"아, 아프네요. 여기가 아픈 줄은 몰랐어요."

의　사　"지금 당장은 가슴 쪽에 증세가 없지만 자신도 모르게 굳은 가슴 근육들이 언젠가는 가슴 통증, 답답함 같은 증세를 만들어낼 겁니다. 당장 오늘부터 숨어 있는 굳은 근육을 지압봉으로 눌러주세요. 굳은 근육들을 부드럽게 하면 통증을 예방할 수 있습니다. 지압봉으로 가슴 누르기와 두 팔을 들어 올리면서 몸을 뒤로 젖혀 가슴을 최대한 펴는 스트레칭도 같이 해주면 아주 좋습니다."

환　자　"가슴이 이렇게 굳어 있을 줄은 몰랐어요. 그래서 늘 제 가슴이 답답했던 거였군요. 이제 알았으니 가슴근육 관리도 해야겠네요."

의　사　"네, 이렇게 하면 나중에 가슴 쪽에 증세가 나타나도 막연히 심장이 잘못된 건 아닌지 불안해할 필요가 없습니다. 협심증 같은 오진에도 휘둘리지 않게 되고요. 목 증세는 기본적으로 목어깨 관리가 아주 중요하고 목 위의 두통 관리와 날개뼈 부위 관리, 가슴근육 관리를 같이 해야 합니다. 꼭 기억하십시오."

환　자　"네! 몰랐던 걸 많이 배웠습니다. 감사합니다!"

◆ 꿈의 진료실 3일차

의　사　"여러 가지 관리법들을 잘 실천하고 계십니까?"

환　자　"할 게 너무 많아서…. 우선은 목어깨부터 하고 있습니다. 목 통증이 좀 나아진 것 같아요."

의 사 "여러 부위를 한꺼번에 관리하기는 힘듭니다. 효율적이지도 않고요. 지금 증세가 있는 부위부터 시작하고 차차 다른 부위들까지 넓혀가며 관리하시면 됩니다. 부담 갖지 말고 편하게 하세요. 목어깨 두들기기는 익숙해졌습니까?"

환 자 "여전히 두들기면 너무 아파서 괴롭지만 처음보다는 익숙해졌어요. 치료하기 전보다 통증도 나아지고 목의 움직임도 부드러워진 것 같아요."

의 사 "오늘은 목어깨 부위의 근육을 활성화시키는 운동을 알려드릴 겁니다. 환자분의 등이 살짝 구부정하다는 걸 알고 계십니까?"

환 자 "네, 그래서 속상해요. 젊을 때는 안 그랬는데 어느새 이렇게 목도 등도 구부정해졌더라고요."

의 사 "증세를 일으키는 국소 부위 관리도 중요하지만 목에서 어깨, 등으로 이어지는 전체 근육 관리도 아주 중요합니다. 머리를 숙이고 집중하는 자세를 하면 가슴 쪽 근육은 줄어들고 목 뒤와 등근육들은 늘어난 채 굳습니다. 구부정한 자세는 근육이 이완된 상태로 오랫동안 굳었기 때문에 목 뒤와 등근육의 수축력을 높이며 활성화시키는 운동치료가 필요하지요. 똑바로 서서 팔을 90도 정도 굽혀 팔꿈치를 양 옆구리에 대고 머리를 최대한 뒤로 젖혀보세요. 가슴은 펴시고요. 이때 팔꿈치를 최대한 등뒤로 보내는 것이 중요합니다. 해볼까요? (환자가 설명대로 동작을 해본다)"

환 자 "아! 등이 시원하네요. 등이 퍼지는 느낌이에요."

의 사 "목어깨 관리와 함께 이완된 등근육을 활성화시키는 이 운동을 해주면 구부정한 자세를 바르게 만들 수 있습니다."

환 자 "네, 정말 감사합니다. 열심히 해보겠습니다!"

의 사 "그동안 여러가지 운동을 잘하셨습니까?"

환 자 "네, 이제 살 것 같아요! 목 통증도 좋아지고 움직임도 많이 부드러워졌습니다. 목이 아프고 등이 결려서 밤잠을 설치는 일도 사라졌어요. 숙면을 취하니 상쾌합니다. 뒷골 당김도 없어져 머리가 맑아졌고요. 가슴도 시원해지고 숨쉬기가 훨씬 편해졌습니다."

의 사 "좋습니다. 목어깨 부위를 비롯한 여러 증세들은 오랜 기간 누적된 것이고 앞으로도 계속될 겁니다. 그래서 지금 하고 계신 여러가지 관리법들은 잠깐 하고 끝내는 게 아니라 평생 하셔야 하는 것이고요. 증세가 심해질 때도 있겠지만 그때도 목디스크 타령을 하는 의사들을 조심하며 스스로 꾸준히 관리하셔야 합니다."

환 자 "네, 그런 의사들을 생각하면 화도 나고 속상하기도 하지만 말씀처럼 기억 속에서 다 지워버리고 계속 열심히 관리하겠습니다."

의 사 "힘드셨을 텐데 저를 믿고 따라주셔서 감사합니다. 환자분의 진료는 여기까지입니다. 알려드린 대로 꾸준히 관리하시면 점점 더 좋아질 겁니다. 그럼 안녕히 가십시오."

환 자 "오랫동안 치료를 해도 낫지 않아서 포기했었는데 이렇게 좋아지니 기쁘기도 하고 신기하기도 하네요. 그동안 정말 감사했습니다!"

꿈의 진료실에서는
이렇게 치료합니다2

– 초등 5학년 여학생 –

◆ 꿈의 진료실 1일차

(어린 환자가 목을 45도 가까이 옆으로 기울인 채 목에 보조기를 차고 울상이 되어 엄마와 진료실로 들어온다)

의 사　　"학생은 어디가 불편한가요?"

엄 마　　"초등학교 5학년인 딸이 어제 자고 일어나더니 갑자기 목을 전혀 움직이지 못하고 아파하며 쩔쩔매더라고요. 병원에 갔더니 목디스크가 심하다며 안정이 필요하다고 해서 당장 입원을 시키고 목보조기를 했는데 계속 아파하네요. 이틀이 지났는데 증상이 더 심해졌어요. 어쩌면 좋죠? 이렇게 어린데도 목디스크가 생길 수 있나요? 너무 속상해요."

의 사　　"학생의 증세는 금방 고칠 수 있습니다. 우선 당장 학생에게 중요한 것부터 하고 설명은 나중에 하겠습니다. 목보조기부터 푸세요. (엄마가 보조기를 풀어준다) 학생은 여기 의자에 앉고 엄마는 따님 등 뒤에 서 계십시오."

엄 마　(의아해하며 시키는 대로 딸의 등 뒤에 선다)

의 사　"지금부터 3회에 걸쳐서 어떤 치료를 할 텐데 순간적으로 엄청나게 아플 수 있습니다. 학생이 견디지 못하고 움직이다가 다칠 수 있으니 치료하는 동안 어머님께서 따님을 잘 잡아주셔야 합니다."

엄 마　"네!" (의사는 어린 환자 앞에 서서 환자의 턱과 머리를 잡고 목이 기울어진 반대 방향으로 천천히 머리를 돌리며 목을 비튼다. 환자가 비명을 지르며 괴로워한다)

어린 환자　(울면서) "엄마! 엄마! 너무 무서워!"

의 사　(비틀었던 목을 제자리로 천천히 되돌리며) "어머님은 계속 딸을 잘 잡아주세요. 처음 동작이 가장 힘든데 학생이 잘 참고 해냈네요. 자, 다시 한번 할 겁니다!"

어린 환자　(눈물을 흘리며) "엄마, 나 못 하겠어, 너무 아파, 엄마!"

의 사　"두 번째도 잘 참아봅시다." (환자의 턱과 머리를 잡고 돌리며 목을 비튼다)

어린 환자　"응? 엄마?"

엄 마　(걱정하며) "어, 왜, 왜?"

어린 환자　"목이… 안 아파…."

엄 마　(놀라며) "뭐? 정말?"

의 사　(웃으며) "어린 학생이 정말 잘 참았습니다. 마지막으로 한 번 더 해볼 텐데 학생이 혼자 해볼까요?" (학생이 스스로 목을 회전시키고 머리를 등 뒤로 기울인다.)

어린 환자   (웃으며 안심하는 얼굴로) "엄마, 이제 목이 잘 움직여져!"

엄 마   (눈물이 그렁그렁해서) "그래그래, 잘했어. (의사 쪽을 보며) 선생님, 이 게 어떻게 된 일인가요?"

의 사   "학생이 너무 아파서 설명보다 치료를 먼저 했습니다. 학생의 증세는 집중하는 자세 때문에 목어깨 부위의 근육이 굳어서 생긴 겁니다. 이런 증세는 오랜 기간에 걸쳐 서서히 긴장이 쌓이다가 어느 날 갑자기 나타나기도 하고 평소보다 특히 공부를 많이 하거나 게임에 너무 집중한 후 급성으로 나타나는 것이지요. 쌓였던 긴장이 빠르게 굳어 목어깨 부위에 증상이 나타난 겁니다. 빠르게 굳은 근육은 학생이 잠든 사이에 계속 더 굳어서 아침에는 목근육이 제일 심하게 굳은 상태가 되었을 거예요. 그래서 통증도 심하고 목을 움직일 수 없게 된 것이지요. 조금 전에 받은 치료는 심하게 굳은 목을 억지로 움직여서 부드럽게 만드는 치료였습니다. 자다가 쥐가 내려 쩔쩔맬 때 발을 억지로 당겨서 굳은 종아리 근육을 스트레칭하는 것과 같은 원리지요."

엄 마   "그렇군요. 그럼 우리 딸은 목디스크가 아닌 거죠?"

의 사   "목디스크와는 아무 관계가 없습니다. 믿기 힘드시겠지만 사실 목디스크라는 병은 '없는 병'입니다. 학생은 굳은 목근육을 한 번이라도 더 움직여서 풀어야 했는데 오히려 보조기를 차고 움직임을 최소화해서 증세가 더 악화된 거예요. 지금 당장 종아리 근육에 쥐가 내려 아파 죽겠는데 더 아프도록 깁스를 하는 것과 같다고 할 수 있지요. 제일 먼저 보조기를 풀라고 했던 것도 이런 이유에서였습니다. 입원해서 침대에 가만히 누워 있는 것도 증세를 악화시키는 행동입니다."

엄 마　"이렇게 간단하게 고칠 수 있는데 왜 처음 병원에서는 MRI에 입원에 목보조기까지 하라고 했을까요? 이틀 동안 쓴 진료비만 해도 180만원이에요. 어처구니가 없네요."

의 사　"이익 때문에 과한 치료를 권하는 게 문제입니다. 상업적인 의사들이 생각보다 너무 많아서 의사로서 착잡한 마음입니다. 어쨌든 다 잊어버리시고 지금은 따님의 치료에 집중하세요. 앞으로도 오늘 여기서 했던 목 운동을 습관처럼 하고 통증이 더 사라지면 목어깨 두들기기도 해주셔야 합니다. 아직 통증이 완전히 사라진 게 아니기 때문에 두들기기는 조금씩 익숙해지도록 하시는 게 좋습니다. 당분간은 아까 했던 목 운동만 반복하세요. 심각한 문제가 아니라서 다시 내원하지 않으셔도 됩니다. 치료는 여기까지입니다."

엄 마　"정말 감사합니다! 소개해 준 분 표현대로 정말 여기는 꿈의 진료실이네요. 신기해서 꿈을 꾸는 것 같아요. 고생하셨습니다!"

어린 환자　(부드럽게 머리를 앞으로 숙이며) "선생님, 감사합니다!"

✎ 평생 안 아픈 목 만들기

- 목 통증을 비롯한 여러 증세들의 원인은 목어깨 부위의 긴장된 근육 때문이다.
- 목어깨 두들기기와 목의 회전운동 등으로 환자 스스로 증세를 고칠 수 있다.
- 목 증세들은 목디스크와는 아무런 관계가 없다.
- 팔 저림 증상은 팔근육이 굳어서 생기는 것이므로 목디스크와는 무관하다.
- 목디스크는 '없는 병'이다.

PART 05

어깨

이곳저곳 결리는 어깨 통증

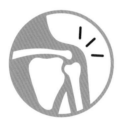

"지금부터 100년 후의 사람들은
우리를 되돌아보며 뭐라고 할까?
'도대체 왜 저런 생각을 했을까' 하면서
비웃거나 의아해하지 않을까?"

-앨런 코헨, <미스터 에버릿의 비밀> 중에서-

통증계의 빅3,
마지막 주자 어깨 통증

진료실에서 엉덩이, 무릎 다음으로 자주 만나는 증세는 어깨 통증입니다. 그만큼 어깨가 아픈 환자들도 많다는 뜻이겠지요.

어깨 통증과 관련해서도 정말 다양한 증상들이 나타납니다. '어깨가 아프다, 어깨관절이 결린다, 어깨가 아파서 잠을 설친다, 팔이 안 올라간다, 옷 갈아입기가 힘들다'와 같은 증세들이 대표적인데 환자들은 이런 어깨 증상 때문에 이 병원 저 병원 다니면서 수없이 많은 치료를 합니다. 하지만 결국 낫지 않아서 경제적으로 또 체력적으로 한계를 느끼고 꿈의 진료실을 찾는 분들이 많지요. 어깨 통증이 잘 낫지 않는 이유는 대체 무엇일까요?

이번 파트에서는 어깨 통증의 원인과 통증이 잘 낫지 않는 이유를 확인하고 환자 스스로 치료·관리하는 법을 알려드리고자 합니다. 지금까지 해왔던 것처럼 어깨 증세도 얼마든지 환자 스스로 고치고 관리할 수 있으니 믿고 따라와 주세요. 이번에도 꿈의 진료실 문을 활짝 열어보겠습니다!

오구돌기가 뭔가요?

다양하고 잘 낫지 않는 어깨 증상을 치료하기 위해서는 우선 어깨의 '오구돌기'부터 이해하는 것이 중요합니다. 낯선 해부학 용어인 오구돌기는 견갑골 위에서 어깨 앞쪽으로 나온 조그마한 뼈 돌기입니다. 어깨 앞에 둥그렇고 크게 만져지는 뼈(상완골두) 바로 안쪽을 깊이 눌러보면 엄지 손톱 크기의 조그만 돌기가 만져집니다.^{그림 어깨1} 이것이 바로 오구돌기인데 이 조그만 돌기가 중요한 이유는 어깨 통증의 주요 원인이 이 부위이기 때문입니다. 오구돌기에는 가슴과 위쪽 팔(상완)에서 오는 비교

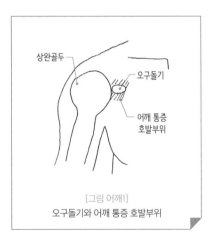

[그림 어깨1]
오구돌기와 어깨 통증 호발부위

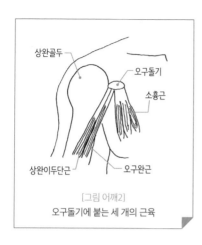

[그림 어깨2]
오구돌기에 붙는 세 개의 근육

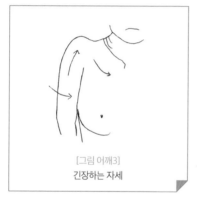

[그림 어깨3]
긴장하는 자세

적 큰 세 가지 근육의 힘줄이 붙어 있습니다.[그림 어깨2] 이 세 개의 근육들은 우리가 일상생활에서 어깨와 가슴을 움츠리고 집중하는 자세를 하는 동안 긴장하게 되고 그 긴장이 근육들의 뿌리에 해당하는 오구돌기에 계속 쌓이게 됩니다. 어깨를 올리면서 팔을 몸에 붙이고 가슴을 움츠려서 긴장하는 자세를 유지하면 특히 어깨 근육이 많이 긴장하게 되므로 이런 자세를 최대한 피해야 합니다.[그림 어깨3]

오랫동안 오구돌기에 쌓인 긴장은 부드러운 오구돌기 부위를 굳게 해서 통증을 일으키고 굳은 오구돌기 부위와 이어진 어깨 주위의 조직들도 굳게 합니다. 그래서 결국 전체 어깨의 부드러움이 사라지게 되지요. 그 결과 관절을 잘 쓰지 못하게 되고 운동 범위가 제한되기도 합니다. 이렇듯 환자들이 호소하는 어깨 증세의 원인은 오구돌기 부위에 있다는 간단하고도 중요한 사실을 꼭 기억하셔야 합니다.

다음으로 중요한 것은 오구돌기와 어깨의 이런 변화들은 오랜 세월에 걸쳐 진행된 퇴행성변화, 즉 노인성 변화라는 것입니다. 오랫동안 진행된 이런 변화들은 내일도 모레도 멈추지 않고 계속될 겁니다. 다른 모든 퇴행성변화, 노인성 변화처럼 말이지요. 그래서 오늘내일 고치고 끝낸다는 생각보다는 평생 동안 습관처럼 치료하고 관리한다는 생각을 해야 합니다. 그런데 환자들이 어깨 증세를 고치려고 받았던 치료들은 마치 단발성으로 증세를 고치고 끝낼 수 있는 듯한 인상을 주기 때문에 아무리 돈과 시간을 투자해도 결국은 고칠 수 없었던 것입니다.

특히 요즘은 '회전근개 파열'이 어깨 통증의 원인이라고 진단하는 경우가 많습니다. MRI라는 훌륭한 무기로 환자의 어깨를 만져보지도 않고 뚝딱 촬영 해서 회전근개가 파열됐으니 수술을 해야 한다고 장사를 하는 상업적인 의사들이 많지요. 하지만 모든 검사에는 거짓양성(false positive) 소견이 있습니다. MRI상 너덜거리거나 벌어진 것처럼 보이지만 실제로는 회전근개의 기능에 아무 문제가 없는 정상 범위의 소견을 '파열'이라는 무서운 단어로 겁주는 것이지요. 엉터리 진단으로 회전근개 파열 환자들을 양산하는 꼴이기도 하고요.

의학에도 유행이 있습니다. 명확한 근거가 없지만 시대를 풍미하고 슬그머니 사라지는 치료법들이 있다는 말입니다. 조선시대에 콜레라가 유행할 때 호랑이 얼굴을 그린 부적을 붙이면 콜레라를 예방하고 치료할 수 있다고 믿기도 했고, 20세기 초 서양에서는 정신병의 원인이 충치에 있다고 하여 치아를 뽑아대는 무지한 치료가 유행한 적도 있습니다. 비슷한 시기 유럽에서는 정신병을 치료할 때 경련을 일으키는 약물요법을 써야 한다는 무식한 의사들 때문에 치료 부작용으로 어처구니없이 사망하는 환자들도 있었지요. 요즘의 회전근개 파열이 바로 이와 같습니다. 충분한 의학적 검토 없이 수익만을 위해 진료하는 상업적인 의사들의 말을 맹신해서는 안 되는 이유입니다.

꿈의 진료실에서 알려주는
내 어깨 고치는 법

앞서 어깨 통증 관리에 필요한 핵심 부위는 '오구돌기'임을 알게 되었습니다. 오구돌기에 쌓인 긴장을 풀기 위해서는 구체적으로 어떤 치료법을 써야하는지 다음을 함께 살펴봅시다.

❶ 오구돌기 두들기기

어깨 치료의 시작은 앞에서 설명했던 오구돌기 부위에서부터 시작해야합니다. 오구돌기(coracoid process, 혹은 오훼돌기)는 견갑골의 일부로 견갑골의옆모습이 까마귀 부리처럼 생겼다고 해서 붙은 이름입니다.^{그림 어깨4} 이 오구돌기에는 상완이두근의 단두, 오구완근, 소흉근이라는 세 가지 근육이 붙는데 이 세 개의 근육들은 어깨를 위와 앞으로 움직이고 팔을 몸에 붙이고 가슴을 조이는 동작에 쓰이지요.

이런 동작은 평소 우리가 어깨를 긴장하며 집중할 때 자주 하는 것입니다. 공부할 때, 모니터를 보며 집중할 때, 운전할 때, 요리할 때 등등 거의 모든 일상에서 이러한 자세를 하는 동안 오구돌기에 지속적으로 긴장이 쌓이게 되지요. 오구돌기에 쌓인 긴장이 결국 오구돌기 부위를 딱딱하게 굳게 만들어서 통증을 일으킵니다. 오구돌기와

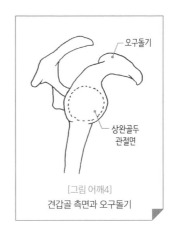

[그림 어깨4]
견갑골 측면과 오구돌기

연결된 주변 부위의 부드러움도 사라지게 해서 어깨 움직임에도 제한이 생기게 되고요. 환자들이 호소하는 어깨 통증은 큰 어깨 전체가 아파서 생기는 것이 아니라 오구돌기 부위가 아파서 생기는 경우가 많습니다. 그래서 어깨가 아프다는 환자가 있으면 오구돌기를 먼저 확인하고 이곳부터 치료하는 것이 기본이지요. 손으로 누르기만 해도 오구돌기 부위를 진찰할 수 있으므로 X-ray도 필요 없고 더군다나 MRI 같은 값비싼 검사는 더더욱 필요가 없습니다. 오구돌기를 잘 이해하고 나면 상업적인 의사들이 밥 먹듯 내뱉는 '회전근개 파열, 석회 침착, 어깨충돌증후군' 같은 엉터리 병명에도 휘둘리지 않게 되지요.

오구돌기는 사람마다 위치가 조금씩 다르고 살이 많은 환자는 살 속에 파묻혀 있어서 찾기가 조금 어려울 수 있습니다. 반면 어깨 앞쪽의 대부분을 차지하는 둥그런 상완골두는 누구나 쉽게 확인할 수 있어서 이를 이용하면 오구돌기를 비교적 쉽게 찾을 수 있습니다. 상완골두와 가슴이 만나는 경계부위 중간쯤에 오구돌기가 있으므로 상완골두 중간쯤 위치의 바로 안쪽을 깊게 손가락으로 눌렀을 때 통증이 느껴지면 그곳이 오구돌기입니다.

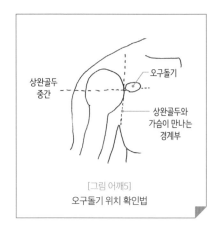

[그림 어깨5]
오구돌기 위치 확인법

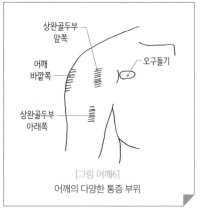

[그림 어깨6]
어깨의 다양한 통증 부위

그림 어깨5 또는 몽돌을 이용해서 이 부위를 깊게 찍듯이 두들겨 통증이 있는 곳을 확인할 수도 있지요. 오구돌기를 찾는 방법은 다양한 편입니다.

이렇게 오구돌기를 찾은 다음 몽돌을 이용해서 두들겨 부드럽게 풀어주는 것이 어깨 치료의 시작이자 끝입니다. 오구돌기를 처음 두들기면 너무 아파서 '악' 소리가 날 수도 있지만 점차 그 강도와 횟수를 늘리면서 도전해야 합니다. 오구돌기 두들기기를 시작하고 나서 3~4주 이상 경과해야 증세가 호전되는 것을 느낄 수 있는데 증세가 나아진 다음에도 지속적으로 오구돌기 부위를 부드럽게 관리하는 것이 아주 중요하지요. 오구돌기 다음으로 흔한 어깨 증세의 호발부위는 어깨 상완골두부의 앞쪽과 바깥쪽 그리고 아래쪽 등입니다. 이 부위들도 오구돌기 두들기기와 마찬가지로 몽돌을 이용해서 두들겨주면 증세가 나아지니 꼭 실천해 보시기 바랍니다. 그림 어깨6

❷ 어깨 운동치료

어깨 증세를 고치기 위해서는 오구돌기 두들기기와 함께 제한된 어깨의 운동 범위를 개선하는 것도 필요합니다. 어깨 증세를 치료하는 주된 목표는 통증 해결만이 아니기 때문이지요. 전에는 잘 쓰고 잘 움직이던 어깨의 기능을 회복하는 것도 아주 중요하므로 운동치료법도 익혀서 꾸준히 실천해야 합니다.

(1) 기본 어깨 운동법

어깨를 보다 부드럽게 하기 위한 기본적인 운동들을 소개합니다. 팔을 위로 앞으로 들기, 어깨 외전 운동, 어깨 내전 운동, 어깨 외회전 운동, 어깨 뒤로 회전운동, 어깨 스트레칭 운동 등이 있는데 비교적 간단한 '팔을 위로 앞으로 들기, 어깨 외전 운동과 내전 운동'부터 아래 사진으로 살펴봅시다. 특히 어깨 외전(밖으로 벌리는) 운동은 처음에는 손바닥을 위로 해서 어깨를 외회전(바깥쪽으로 회전)시켜 안전하게 하는 것이 좋고, 익숙해지면 손바닥을 바닥으로 향하게 해서 어깨를 내회전(안쪽으로 회전)시켜 해보는 것이 좋습니다. 또 어깨 내전(안으로 모으는) 운동을 할 때는 팔꿈치를 굽히지 않도록 주의가 필요하므로 아래 사진을 보면서 올바른 동작을 따라 해야 합니다.

다음 페이지에서 어깨 외회전(바깥쪽으로 회전) 운동 두 가지를 소개할 텐

[사진 어깨1] 기본 어깨 운동법1

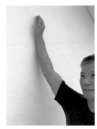 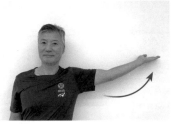 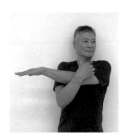

① 팔을 위로 앞으로 들기　　　　② 어깨 외전운동　　　　③ 어깨 내전운동

데 먼저 ①처럼 옆구리에 팔꿈치를 대고 어깨를 바깥쪽으로 돌리는 운동이 있고 ②처럼 팔꿈치를 들어 올려 어깨를 바깥으로 돌리는 운동이 있습니다. 두 가지 모두 어깨가 시원해지는 동작들이지요.

어깨 뒤로 회전운동과 어깨 스트레칭 운동은 조금 더 난도가 있는 동작들로, 우선 ③은 손목을 잡아 허리 뒤로 당기면서 어깨 근육을 풀어주는 동작이며 ④는 팔꿈치를 머리 뒤로 당겨서 스트레칭하는 동작입니다. 모두 어깨의 운동 범위를 넓히기에 적합합니다.

이미 굳은 어깨를 움직이는 운동이 쉽지는 않지만 부드럽게 조금씩 움직

[사진 어깨2] 기본 어깨 운동법2

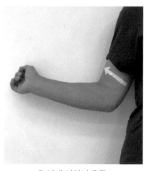
① 어깨 외회전 운동1

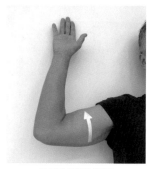
② 어깨 외회전 운동2

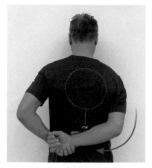
③ 어깨 뒤로 회전운동

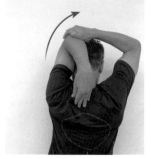
④ 어깨 스트레칭 운동

여 봅시다. 기존의 운동 범위를 되찾도록 꾸준히 실천하는 것이 아주 중요합니다.

(2) 어깨 앞으로 밀기

위에서 설명한 기본적인 운동치료법이 익숙해지면 강도를 높여서 어깨 앞으로 밀기 운동에도 도전해 봅시다. 이 운동은 벽 모서리나 문틀에 손을 대고 서서 손은 어깨보다 아래쪽에 두고 어깨를 앞으로 밀어내는 동작입니다. 손을 어깨 높이보다 아래에 두고 손보다 어깨가 앞으로 나가도록 운동하는 것이 핵심이지요.

어깨 앞으로 밀기 운동은 어깨가 많이 굳은 환자가 하기에는 거의 불가능할 정도로 힘든 운동입니다. 그러므로 앞서 설명한 어깨 기본 운동법으로 어느 정도 관절을 부드럽게 한 다음에 도전하시기를 추천합니다. 처음에는 너무 아파서 살짝 시도하기도 힘들었던 어깨 앞으로 밀기 운동이 갈수록 익숙해져서 어깨가 손보다 쉽게 앞으로 '쑥' 하고 나가면 어깨의 통증도 없어지고 어깨를 쓰는 모든 운동이 편해집니다. 어깨 증세가 있는 환자들에게 한 가지 운동치료법만 권해야 한다면 단연 '어깨 앞으로 밀기'를 추천할 정도로 아주 중요한 치료법이지요.

이 치료법은 아픈 관절을 억지로 운동하도록 하는 것이라 쉽지 않지만 열심히 실천하면 극적인 효과를 볼 수 있습니다. 어깨 앞으로 밀기의 원리는 굳은 어깨를 외회전 시키고 아래로 내려놓은 상태로 고정한 다음 힘을 주어 몸을 앞으로 밀어서 약간의

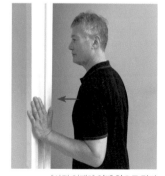

[사진 어깨3] 어깨 앞으로 밀기

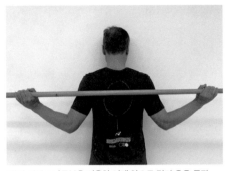

강제력을 동원하여 어깨를 운동시키는 것입니다. 나무봉을 이용하여 어깨 앞으로 밀기 응용 동작에도 도전해 봅시다. 양손을 벌려 나무봉을 쥐고 등 뒤의 날개뼈 높이에 둔 채 버티는 운동입니다. 나무

[사진 어깨4] 나무봉을 이용한 어깨 앞으로 밀기 응용 동작

봉을 이용한 이 운동도 어깨 앞으로 밀기와 같은 치료 효과를 볼 수 있습니다. 간단해 보이지만 어깨가 굳은 상태로 해보면 결코 쉽지 않습니다. 자신에게 맞는 너비를 찾으며 나무봉을 잡은 양손의 위치를 넓히거나 좁혀가며 해보시기를 추천합니다. 처음에는 나무봉을 날개뼈보다 위에 두고 시작해도 됩니다. 나무봉의 위치를 날개뼈보다 아래로 내릴수록 운동 효과가 극대화되므로 점점 더 낮은 위치로 나무봉을 내려보는 것이 좋습니다. 나무봉 말고 낮은 철봉을 이용해서도 동일한 운동을 할 수 있습니다. 이 운동도 억지로 어깨를 벌리고 내린 채 외회전시키는 치료법입니다.

(3) 어깨 내전 강화운동

어깨 앞으로 밀기 운동은 어깨를 밖으로 열어서 하는 운동입니다. 이번에는 억지로 어깨를 안으로 닫아서(내전) 하는 운동을 해봅시다. 두 손을 창틀에 대고 팔을 교차한 다음 머리를 숙이면서 하는 어깨 운동입니다. 이 운동을 할 때는 몸을 양옆으로 기울

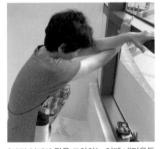

[사진 어깨5] 팔을 교차하는 어깨 내전운동

여서 다양한 각도로 숙이면서 하는 것이 좋습니다. 굳은 어깨를 안으로 닫고 하는 동작이므로 관절이 더 수축되어 통증이 심해질 수 있으니 과도하게 할 필요는 없습니다. 다만 반복해서 연습한 다음 어떤 각도로 해도 어깨 통증이 느껴지지 않을 때까지 하는 것이 중요하지요. 안으로 닫는 어깨운동도 부드럽게 잘될 때까지 꾸준히 하면 어깨 통증이 사라지고 운동 범위가 개선됩니다.

(4) 어깨 내회전 운동

손바닥을 하늘로 향하게 밖으로 회전시키면서 팔을 들어 어깨를 옆으로 벌리는 동작은 어깨가 열리면서 이완되어 비교적 쉽고 자연스럽게 할 수 있는 동작입니다. 반대로 손바닥을 땅으로 뒤로 향하게 팔을 안으로 회전시키면 어깨가 닫히면서(내회전) 관절이 긴장되고 부자연스러움을 느끼게 됩니다. 이렇게 어깨를 내회전한 상태에서 팔을 옆으로 들어 올려 어깨를 벌리려고 하면 굳어 있는 어깨에 더 심한 통증을 느끼게 되지요(자유형 수영을 할 때 팔

[사진 어깨6] 어깨 내회전 운동

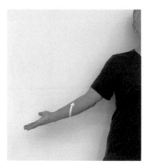 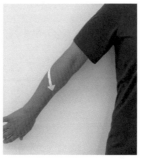

① 손바닥이 하늘로 향하도록
팔을 외회전시켜 어깨 옆으로 들기

② 손바닥이 바닥 혹은 뒤를 향하도록
팔을 내회전시켜 어깨 옆으로 들기

꿈치를 들어 올리며 손을 뒤로 보내는 동작에서 어깨의 최대 내회전 상태가 되면서 통증을 느낄 때가 많습니다).

팔을 옆으로 들어 올리는 어깨 운동의 시작은 편하게 관절을 열면서(외회전) 시동을 걸고, 부드러워지면 팔을 안으로 회전시켜서 어깨를 닫으며(내회전) 힘들게 해서 차차 익숙해지게 만듭시다. 처음에는 맨손으로 하다가 나중에는 아령을 들고 해보는 것도 좋습니다.

어깨가 아파서 병원에 가면 대뜸 '어깨충돌증후군'이라는 황당한 진단을 내릴 때가 많습니다. 주로 어깨를 밖으로 들어 올리는 동작을 할 때 아파하거나 특히 팔을 안으로 돌려 어깨를 내회전하는 동작을 힘들어하면 어깨충돌증후군이라는 엉터리 진단을 내리는 경향이 있는데 이런 진단명을 들은 환자들은 '충돌이라고? 멀쩡한 어깨에 언제 충돌이 일어났지? 도대체 뭐가 충돌하는 거지?'라는 생각을 하기가 쉽습니다.

실제로 어깨에 있는 뼈끼리 충돌한다는 말도 안 되는 설명을 하는 의사도 있고 뼈 사이에 힘줄이 끼면서 충돌한다는 그럴싸한 엉터리 설명을 하는 의사들도 있습니다. 그러고는 돈이 되는 각종 치료를 권하고 충돌이 계속되면 회전근개 파열로 결국 수술을 해야 한다며 겁을 주기도 하지요. 하지만 매끈하게 어깨 속에서 서로 잘 움직이고 있는 뼈나 힘줄들은 상업적인 의사들의 설명처럼 갑자기 충돌하지 않습니다. 어깨 속에서 뼈는 뼈대로 힘줄은 힘줄대로 평화롭게 자기 자리를 지키면서 관절운동이 일어납니다. 단지 퇴행성변화로 굳은 어깨를 밖으로 벌리는 운동이 힘들고 특히 어깨를 내회전해서 밖으로 들어 올리기가 제한된 상태라서 그런 것일 뿐입니다. 이런 경우는 오구돌기 두들기기를 비롯하여 어깨 운동치료를 하면 관절의 모든 움직임을 개선할 수 있습니다. 특히 어깨 내회전 운동을 자주하여 움직임을 수월하게 하면 모두 해결할 수 있지요. 이제 '어깨충돌증후군'이라는 황당한 병명은 머릿속에서 지워버립시다.

❸ 어깨 긴장 풀기

집중해서 무언가를 할 때의 자세를 생각해 보면 어깨를 위로 올리고 팔을 몸 쪽으로 붙이고 가슴을 움츠리는 자세가 떠오를 겁니다. 이 자세는 우리도 모르는 사이에 오구돌기를 계속 긴장하게 합니다. 그러므로 집중해서 어깨가 긴장된 상태로 일을 하는 동안에는 중간중간 오구돌기의 긴장을 풀어주어야 합니다. 이런 습관이 어깨 관리에 아주 중요하지요. 그래서 위로 올라가 있는 어깨를 아래로 내리고 몸 쪽으로 붙어 있는 팔을 옆으로 벌리고 움츠린 가슴을 펴는 것이 오구돌기의 긴장을 풀어주는 기본 동작이라고 머릿속에 각인시키는 것이 좋습니다.

우선 가슴을 펴고 팔꿈치로 어깨를 끌어내리는 느낌으로 근육을 이완시

[사진 어깨7] 어깨 긴장 풀기

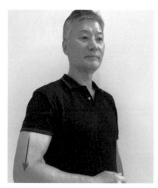 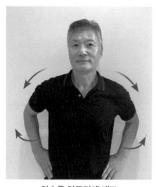

팔꿈치로 어깨 끌어내리기   양손을 옆구리에 대고
팔꿈치를 뒤로 당기며 어깨 내리기

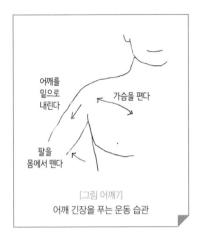

어깨를
밑으로
내린다

가슴을 편다

팔을
몸에서 뗀다

[그림 어깨7]
어깨 긴장을 푸는 운동 습관

킵니다. 간단하게는 양손을 허리에 대고 어깨를 옆으로 벌리고 아래로 내리는 느낌으로 해도 좋습니다. 이 간단한 자세도 어깨가 불편한 환자들에게는 쉽지 않지요. 양손을 옆구리에 대고 팔꿈치를 뒤로 당기고 어깨를 아래로 내리며 이완시키는 동작도 같이 해봅시다.

이런 동작들을 하다 보면 평소에 어깨를 많이 긴장시키고 있었다는 사실을 발견하게 됩니다. 긴장이 필요 없는 휴식 시간이나 취침 시간에도 의외로 어깨를 위로 올리면서 오구돌기를 긴장시키는 분들이 많습니다. 따라서 어깨의 긴장을 푸는 동작을 통해서 자신의 자세를 체크해 보는 것도 아주 좋은 방법입니다. 오구돌기의 긴장을 풀어주는 동작을 습관화해서 부드러운 어깨를 만들어봅시다. 그림 어깨7

Q&A
어깨에 대한 모든 것

Ⓠ 몇 달간 계속 어깨가 아파서 치료 중인데 최근에 MRI 검사를 했더니 회전근개가 파열됐다고 하면서 수술을 해야 한다고 합니다. 수술하면 아픈 어깨가 좋아질까요?

Ⓐ 수술할 필요도 없고 수술을 해도 어깨 증세는 좋아지지 않습니다. 요즘 유행처럼 회전근개 파열이라는 진단을 내리고 무차별적으로 어깨 수술을 권하며 돈벌이에 몰두하는 의사들이 많으니 맹목적으로 믿지 않도록 주의해야 합니다.

회전근개는 어깨 속에 있는 상완골두에 붙은 힘줄입니다. 환자들이 통증을 호소하는 오구돌기 부위와는 거리가 멀고 어깨 증세와는 전혀 관계가 없는 구조물이지요. MRI상 보이는 소견은 회전근개의 정상적인 퇴행성변화일 뿐입니다. 상완골두를 넓게 덮고 있는 회전근개의 일부분이 너덜거리거나 조그만 틈이 보이는 것입니다. 이런 퇴행성변화는 우리도 모르게 서서히 진행되지 어느 날 갑자기 폭발하듯이 생기지 않습니다. 또한 일부가 변하는 거라서 전체 회전근개 기능에 아무런 문제도 없지요. 어깨 통증과는 더더욱 관계가 없고요. 이는 나이가 들면서 생기는 이마의 주름이 엄청난 통증을 일으킨다고 억지를 부리는 것과 같습니다. 그런데도 일부 의사들은 마치 대단한 발견이라도 한 것처럼 '파열'이라는 무시무시한 단어를 사용하며 환자의 증세와 아무 관계 없는 회전근개를 수술합니다.

그렇다면 그 결과는 어떨까요? 회전근개의 정상적인 퇴행성변화는 환자의 어깨 증세와는 아무런 관계가 없으니 수술을 해도 좋아질 수가 없습니다. 실제로 회전근개 파열이라는 진단을 받고 꿈의 진료실을 방문한 수많은 환자들의 어깨를 진찰해 보았을 때 100% 오구돌기 부위의 통증이 원인임을 알 수 있었습니다. 그러니 두려워 말고 오구돌기 부위 두들기기와 어깨 운동 치료를 해서 스스로 증상을 완화할 수 있음을 몸소 경험하셔야 합니다. 회전근개 파열이라는 병명에 휘둘려 시간과 돈을 낭비하지 마십시오.

아픈 어깨로 어깨 운동을 하면 회전근개가 파열될 수도 있다는데 정말인가요?

Q 다른 병원에서는 '어깨를 쓰지 마세요, 움직이면 안 됩니다'라고 하면서 주의를 주는데 꿈의 진료실에서 설명하는 두들기기나 어깨 운동을 해도 될까요? 아픈 어깨를 많이 움직이면 회전근개 파열이 올 수도 있다고 하던데요?

Ⓐ 아픈 어깨를 함부로 무리하게 쓰면 안 되겠지만 굳은 어깨는 관절운동을 반복해서 부드럽게 풀어줘야 합니다. 굳은 어깨를 풀어줄 수 있는 방법은 관절운동 치료밖에 없습니다.

일상적인 동작으로 회전근개가 쉽게 파열되지는 않습니다. 매끈하고 탄력 있는 회전근개가 의사들의 설명처럼 저절로 쉽게 파열된다면 이 지구상에 성한 어깨를 가진 사람은 아무도 없을 겁니다. 어깨의 퇴행성변화로 생기는 증세들은 관절의 움직임이 없는 밤 동안 더 굳으면서 통증이 심해집니다. 관절의 움직임에도 제한이 생기고요. 멀쩡하던 회전근개가 밤마다 대폭발을 일으키며 자동 파열되는 것이 절대로 아니지요. 만약 일부 의사의 설명대로 회전근개 파열이 원인이라면 밤이나 낮이나 통증이 있어야 하고 수술로 회전근개 파열을 치료한 다음 증세가 호전되어야 하는데 실상은 그렇지 않습니다. 수술 후 전신마취의 근육이완제 효과로 일시적으로 통증이 줄어들 뿐이지요. 팔걸이 고정 등으로 움직임을 제한해서 편하게 느껴지는 것뿐이고요. 오히려 수술 후 팔걸이 고정 기간이 길어지면 어깨가 더 많이 굳어서 증세가 악화되기도 합니다. 회전근개 수술 후에 호전되지 않아 의사에게 치료 효과가 없는 이유를 물으면 수술은 잘됐는데 수술 후에 환자가 어깨를 너무 많이 움직여서 다시 회전근개가 파열됐다며 재수술을 권하는 경우도 많습니다. 수술 결과를 환자의 잘못으로 떠넘기는 낯두꺼운 의사들의 수법이니 절대 넘어가서는 안 됩니다. 회전근개 수술 후 검사를 다시 해보면 상당수가 수술 전 상태로 돌아가 있기도 합니다. 증세가 호전되지도 않고 수술 효과도 없는 이 치료를 왜 의사들이 기를 쓰고 권하는지… 참으로 답답합니다. 가끔 뜻있는 의사들이 회전근개 수술 무용론을 주장하기도 하지만 대세에 묻혀버리는 것 같아 속이 상하기도 하고요.

어찌되었든 어깨는 열심히 두들기고 관절운동을 해야 좋아질 수 있습니다. 상업적인 의사들의 생각이 바뀌지는 않을 테니 그 말에 좌지우지되지 말고 꿈의 진료실에서 알려드린 방법대로 스스로 어깨를 치료하셔야 합니다.

어깨에 낀 석회를 충격파 치료로 없앴는데 차도가 없어 수술을 하라고 합니다. 수술해야 할까요?

Q 어깨 통증으로 병원에 갔더니 석회가 끼었다고 하면서 충격파 치료를 받으라고 해서 여러 차례 치료를 받았습니다. 하지만 통증도 그대로고 석회도 여전히 남아 있어요. 이제는 수술을 해서 직접 석회를 제거해야 한다는데 수술하면 정말 좋아질까요?

A 어깨에 낀 석회를 없애는 치료는 회전근개 파열 치료처럼 상업적인 의사들의 돈벌이 수단일 뿐입니다. 수술을 해서도 안 되고 수술을 해도 좋아질 리가 만무하지요. 좋아지는 것은 의사들의 주머니 사정뿐일 겁니다.

어깨에 생기는 석회 소견의 원인은 명확하게 알려진 것이 없습니다. 우리 몸에 정상적으로 있는 칼슘 성분이 어깨의 힘줄에 쌓여서 석회 소견을 나타낼 수 있으므로 어깨 말고도 우리 몸 곳곳에서 흔하게 석회 소견이 나타납니다. 대부분 우연히 발견되고 무증상이 특징이지요. 간혹 어깨 증세가 있는 환자의 X-ray 검사에서도 우연히 석회가 발견되는데 문제는 무증상의 이 석회 소견을 어깨 증세의 원인인 것처럼 둔갑시키는 것입니다. 이때 가장 간단하게 해결하는 방법은 석회 소견이 있는 부위를 깊게 눌러봐서 통증도 없고 환자의 증세와도 무관하다는 것을 확인하는 것입니다. 석회 소견은 하루아침에 칼슘이 쌓여서 생기는 것이 아닙니다. 오랫동안 누적된 변화지요. 오랜 시간에 걸쳐 석회가 침착되는 만큼 그 과정을 느끼기는 거의 불가능하고 어깨 통증과는 더군다나 거리가 멉니다. 충격파 치료나 수술로 어깨의 석회를 제거해도 다시 생기기도 하고 석회가 자연 흡수되는 경우도 잦습니다.

정리하면 어깨 회전근개 파열, 어깨충돌증후군, 어깨 힘줄 석회화(혈액 중의 칼슘이 힘줄에 침착하는 현상) 같은 병명들은 사라져야 할 것들입니다. 환자분의 증세는 석회와는 아무 관련이 없다는 것을 이해하시고 직접 어깨 두들기기와 운동치료로 어깨 증세가 좋아지는 경험을 하시는 것이 중요합니다.

낮에는 괜찮은데 밤만 되면 어깨가 아픈 건 왜 그런가요?

Ⓠ 밤만 되면 어깨가 아픕니다. 어깨가 아파서 매일 잠을 설치니 너무 힘이 들어요. 낮에는 괜찮은데 왜 밤에 더 아플까요?

Ⓐ 움직이지 않으면 관절이 더 굳습니다. 활동하는 낮 시간에는 어깨에 그나마 이런저런 움직임이 있어서 시동이 걸려 있는 기계처럼 부드럽고 불편한 느낌도 덜한 거예요. 하지만 밤이 되어 잘 때는 어깨가 거의 움직이지 않아서 관절이 빠르게 굳고 성능이 떨어지며 통증이 생기지요. 이런 환자들은 초저녁에 오구돌기 두들기기와 관절운동 치료를 많이 한 다음 잠에 들어야 비교적 편하게 밤 시간을 보낼 수 있습니다. 아침에 눈을 뜨면 밤새 굳은 어깨 때문에 더 심한 통증을 느낄 수 있어서 초저녁 관리와 아침에 시동 걸듯이 관절을 움직여주고 하루를 시작하는 습관을 들여야 합니다.

환자들의 어깨가 밤에 더 아픈 것은 의사들이 설명하는 것처럼 낮에는 멀쩡했던 회전근개가 밤이 되면 자동으로 폭발하듯 파열돼서도 아니고 움직임이 없는 밤에 갑자기 어깨 속에서 무언가가 충돌해서도 아닙니다. 잠자는 동안 갑자기 힘줄에 석회가 대량으로 쌓여서 통증이 심해지는 것도 물론 아니지요.

책에서 설명하는 어깨 증세와 오십견은 다른 건가요?

Q 60대 남자입니다. 어깨가 아파서 병원에 갔더니 오십견이라고 하네요. 책에서 설명하는 어깨 증상과 오십견은 다른 병인가요?

A 같은 병입니다. 오십견이라는 병명은 나이 오십에 자주 나타나는 어깨 병이라는 뜻이지요. 사회적으로 65세 정도면 노인이라고 생각하지만 의학적으로는 50세부터 노인이라고 봅니다. 여성들의 폐경기가 50세 전후에 오면서 노인성 변화가 시작되고 남성들의 남성호르몬 수치가 떨어지면서 노인성 변화가 시작되는 나이도 50세부터지요.

어깨가 늙으면서 생기는 병이라는 뜻을 가진 오십견은 어떤 의미에서는 적절한 표현이라고 할 수도 있습니다. 어깨의 퇴행성변화로 오구돌기 부위가 굳어서 통증을 일으키고 관절 움직임이 제한되는 것도 오십견이라고 부릅니다. 오십견이건 어깨 오구돌기의 퇴행성변화건 치료 방법은 똑같습니다. 굳은 오구돌기 부위를 두들겨주고 제한된 어깨의 운동 범위를 개선하면 쉽게 고칠 수 있습니다.

젊은 나이에도 어깨가 이렇게 아플 수 있나요?

Q 20대 여자입니다. 최근 헬스장에서 운동을 한 후에 어깨가 아파서 병원에 갔더니 특별한 이상이 없다고 하면서 약을 처방해 줬는데, 약을

먹을 때만 잠시 괜찮다가 다시 아픕니다. 나이가 많은 것도 아닌데 왜 이렇게 어깨가 아플까요?

Ⓐ 젊은 나이에도 어깨가 아플 수 있습니다. 젊은 환자들도 오구돌기 부위를 깊게 눌러보면 그 자리에 통증이 있음을 확인할 수 있습니다. 검사상 이상이 없다고 하는 의사는 아마 환자의 오구돌기 부위를 진찰하지 않고 검사 결과만 보고 말하는 것일 겁니다. 제대로 된 진찰이 아니지요. 나이가 들면서 오구돌기 부위에 긴장이 쌓여서 어깨 증세를 호소하는 경우가 대부분이지만 젊은 나이에도 집중하는 자세를 자주 해서 어깨에 긴장이 많이 쌓이면 오구돌기 부위에 통증을 느낄 수 있습니다. 젊은 나이에는 관절운동이 제한되기보다는 통증만 있는 경우가 많고, 오구돌기 부위가 굳는 정도도 노인들에 비해 심하지 않기 때문에 조금만 두들겨주면 쉽게 좋아집니다.

병원에서 처방하는 약은 근본적인 치료제가 아닌 일시적인 진통제에 불과합니다. 오구돌기가 통증의 핵심 부위임을 알고 몽돌로 꾸준히 두들기면 얼마든지 스스로 통증을 없애고 고칠 수 있습니다.

바벨스쾃을 할 때마다 통증이 느껴지는데 평생 바벨스쾃을 하면 안 되는 걸까요?

Ⓠ 평소에는 어깨에 아무런 증세가 없는데 중량을 싣고 바벨스쾃을 할 때마다 어깨가 찢어질 듯이 아픕니다. 여기서 설명하는 오구돌기 부위는 아무리 눌러봐도 전혀 통증이 없어서 이상하네요. 병원에 가봐도 다른 이상은 없다면서 운동을 하지 말라는 말만 하는데 정말 평생 바벨스쾃은 하면 안 되는 건지 답답합니다. 어떻게 하면 제가 좋아하는 운동을

다시 할 수 있을까요?

(A) 오구돌기 부위에 이상이 없어도 어깨 증세는 있을 수 있습니다. 환자분의 경우는 어깨 앞쪽 팔근육과 힘줄이 긴장되어 부드럽지 않아서 생기는 증세입니다. 바벨스쾃을 할 때 바벨을 어깨 뒤로 두는 자세는 어깨의 외회전이 필요한 동작인데 이때 어깨 앞쪽의 근육과 힘줄이 부드럽게 늘어나지 못해서 찢어질 듯한 통증을 느끼게 되는 것이지요. 이럴 때는 나무봉이나 빈 바를 날개 높이에 두고 부드럽지 않은 근육과 힘줄을 먼저 충분히 스트레칭해준 다음 중량 운동을 하면 편하게 움직일 수 있습니다.

어깨에 실리는 무게가 무거울수록 근육과 힘줄의 긴장이 더 심해지니까 무게를 싣고 하는 운동 중간중간 나무봉이나 빈 바 스트레칭을 해주는 것이 안전합니다. 평소에는 어깨 근육과 힘줄에 힘이 실릴 일이 없어서 증세가 없었을 가능성이 높습니다.

꿈의 진료실에서는
이렇게 치료합니다

◆ 꿈의 진료실 1일차

의 사 "어디가 불편하세요?"

환 자 "50대 중반인데 몇 달 전부터 오른쪽 어깨가 아팠어요. 그동안 온
       갖 치료를 다 해봤는데 좀체 낫지를 않네요. 다른 병원에서는 회전
       근개 파열이 원인이라 수술 말고는 다른 방법이 없다고 하는데 주
       위에서는 수술을 받아도 낫지 않는다고 하는 사람도 있어서 고민이
       에요."

의 사 "우선… 여기는 어떻습니까? (환자의 오구돌기 부위를 눌러본다)"

환 자 "앗, 아픕니다."

의 사 "지금 제가 누른 곳은 어깨의 오구돌기라는 부위입니다. 앞으로 환
       자분이 집중적으로 관리해 나가야 할 곳이 바로 여기입니다."

환 자 "네? 오구돌기요?"

의 사 "네, 누구나 나이가 들면서 퇴행성변화를 겪습니다. 어깨에도 퇴행성변화가 진행되는데 지금 누른 오구돌기 부위부터 빠르게 늙으며 통증이 생기게 됩니다. 스스로 오구돌기를 한번 만져볼까요?"

환 자 "아, 눌러보니 정말 여기가 아프네요."

의 사 "이렇게 간단하게 통증의 원인 부위가 어디인지 찾을 수 있으므로 MRI 같은 검사는 필요치 않습니다. 이 오구돌기 부위에 긴장이 쌓이며 서서히 굳으면서 어깨 통증이 생기는 것이지요. 그래서 오구돌기를 두들겨서 부드럽게 하는 것이 치료의 시작입니다." (몽돌로 환자의 오구돌기 부위를 두들긴다)

환 자 (깜짝 놀라며) "악! 아이고, 너무 아픕니다."

의 사 "이런 강도로 두들겨서 부드럽게 하는 것이 치료 방법입니다. 처음부터 잘하기는 쉽지 않지만 차차 익숙해지도록 꾸준히 실천해야 합니다. 그런데 자신의 굳은 어깨를 이렇게 두들겨서 풀 수 있는 사람은 누구겠습니까?"

환 자 "네? 제가… 해야겠죠?"

의 사 "맞습니다. 환자분의 어깨 증세는 환자분만이 고칠 수 있습니다. 의사가 고쳐주는 병이 아니에요. 오랫동안 이런저런 치료를 했지만 낫지 않았던 이유도 사실은 환자 스스로 치료하는 병인데 환자분이 아무것도 하지 않았기 때문입니다. 물론 이런 상황을 환자분의 잘못으로 돌리는 것은 아닙니다. 환자분의 증세를 마치 의사들이 무언가를 해서 고쳐주는 병인 것처럼 해왔던 잘못된 관행이 문제지요. 이와 더불어 알아야 할 중요한 한 가지는 어깨의 퇴행성변화가 앞으로 계속 진행될 거라는 사실입니다. 노화를 멈출 수 없듯이 말입니다. 의사들이 특별한 치료법으로 환자들의 어깨 증세를 칼로 무 자르듯 끝내줄 것처럼 말하지만 이는 모두 허황된 것이라 할 수 있습니다. 퇴행성변화의 치료와 관리는 단번에 끝낼 수 없어요. 그래서 계속 늙어가는 자신의 어깨를 습관처럼 평생 관리해야 한다는 사실을 꼭 아셔야 합니다."

환 자 "제 스스로… 오랫동안 습관이 되도록… 네, 잘 알겠습니다!"

의 사 "그리고 두들기기와 함께 어깨 운동치료도 해야 합니다." (환자의 팔을 위로 안으로 밖으로 허리 뒤로 움직이며 운동시킨다)

환 자 (괴로워하며) "아악! 너무 아픕니다. 다른 병원에서는 어깨를 움직이지 말라고 하던데 이렇게 막 움직여도 되는 건가요?"

의 사 "환자분의 굳은 어깨를 움직이지 않으면 더 굳게 됩니다. 움직여야 관절이 부드러워지지요. 간단한 원리입니다. 어깨를 움직이지 못하게 해서 어깨 증세를 더 악화시키는 의사들의 말을 무시하고 지금부터라도 어깨 운동을 시작하셔야 합니다."

환 자 "네, 알겠습니다."

의 사 "오구돌기 두들기기나 관절운동 치료는 자주 하면 좋습니다. 우리 몸은 계속 늙을 테니 습관처럼 관리해야 한다는 것도 이해하셨지요? 그리고 어깨는 밤새 빠르게 늙고 더 많이 굳어서 밤에 통증이 더 잘 나타납니다. 밤잠을 설치시는 이유도 여기에 있습니다."

환 자 "아, 그래서 밤에 더 아픈 거였군요."

의 사 "환자들의 아픈 어깨는 밤새 더 많이 굳어서 아침에 일어날 때 가장 성능이 떨어져 있는 상태가 됩니다. 아침에 눈을 뜨면 어깨가 더 아프고 어깨의 첫 동작이 힘든 것도 다 이런 이유 때문이지요. 그래서 오구돌기 두들기기나 관절운동 치료는 많이 하면 할수록 좋습니다. 특히 자고 일어난 아침부터 시동 걸듯이 하는 것이 효과적입니다. 자기 전에도 충분히 어깨를 부드럽게 하면 잠자는 시간이 점점 편해질 겁니다."

환 자 "네, 이해가 됩니다. 잘 알겠습니다. 감사합니다!"

◆ 꿈의 진료실 2일차

의 사 "알려드렸던 대로 좀 실천해 보셨나요?"

환 자 "해봤는데 너무 아프고 괴로워서 많이 하지는 못했습니다. 그래도 하루 만에 움직임이 조금 부드러워진 것 같아요. 신기합니다." (웃음)

의 사 "오랫동안 굳은 어깨를 단번에 고칠 수는 없습니다. 무엇이든 시작이 반이라고, 첫날 배운 내용들을 흉내만 내도 선방하신 겁니다. 차차 강도를 높여가며 어깨를 부드럽게 만들면 되니 조급해하지 마세요. 조금이라도 변화를 느끼셨다니 다행입니다. 오늘은 조금 강도를 높인 운동법을 알려드리겠습니다. 여기 벽 모서리를 잡고 서서 굳은 어깨를 앞으로 밀어주는 운동입니다. 손을 어깨 위치보다 아래쪽에 두고 어깨를 앞으로 밀면 억지로 어깨가 회전되면서 통증이 심해질 겁니다. 한번 해볼까요?"

환 자 "(환자가 벽 모서리에 손을 대고 서서 어깨를 앞으로 밀어본다) "아, 이 동작, 너무 아프네요."

의 사 "네, 이 운동은 스스로 부드럽게 움직이는 기본 관절운동과 달리 어깨를 억지로 움직이게 하는 운동이라서 쉽지 않습니다. 벽 모서리와 몸의 간격을 다양하게 해서 운동해 보고 제일 아픈 각도에서 더 많이 해보면 효과적이지요. 괴롭도록 해서 나중에는 똑같은 동작을 해도 시원할 정도가 되도록 해 보세요. 어깨 운동치료법 중에서 이 운동법 한 가지만 열심히 해도 극적인 효과를 볼 수 있습니다. 중요한 치료법이니 힘들어도 꼭 하셔야 합니다."

환　자　(웃으며) "네, 알겠습니다! 아프긴 하지만 벌써 조금 시원해지는 느낌이 들어요."

의　사　"창틀에 양손을 올려놓고 팔을 교차해서 머리를 숙이는 스트레칭도 효과가 좋습니다. 조금 전 설명한 어깨 앞으로 밀기 운동은 어깨를 바깥으로 억지로 회전시키는 치료법이고 팔을 교차해서 하는 이 운동은 어깨를 억지로 내전시켜서 하는 치료법입니다. 한번 해볼까요?" (환자의 어깨 높이 정도인 창틀에 양팔을 교차시키고 머리를 숙이도록 한다.)

환　자　"아이고! 이 동작도 엄청 아프네요."

의　사　"네, 오늘 배운 두 가지 동작 모두 쉽지 않은 것들입니다. 어깨의 아픈 부위를 더 아프게 하는 운동치료법이지요. 잘 생각해 보면 지금까지 이런 동작들을 거의 해보지 않으셨을 겁니다. 기능은 있는데 평생 사용하지 않아서 자신도 모르게 성능이 떨어진 것을 새롭게 활성화하는 치료법이라서 많이 힘들 거예요. 반대로 이런 동작들이 익숙해지도록 반복하면 어깨의 성능이 놀랄 정도로 빠르게 좋아질 겁니다."

환　자　"네, 잘 알겠습니다. 열심히 해보겠습니다!"

◆ 꿈의 진료실 1주차

의　사　"좀 어떻습니까?"

환　자　"처음 며칠은 더 아프기도 하고 어깨 전체가 몸살 난 것처럼 움직이기도 힘들어서 고생했어요. 지금은 통증도 많이 줄고 어깨 움직임도 치료 전보다 많이 수월해졌습니다. 무엇보다 밤마다 찾아왔던 지겨운 통증이 없어져서 잠을 잘 자니 너무 좋아요!"

의 사   "대부분의 환자들이 겪는 과정입니다. 더 아프고 힘든 과정을 겪어야만 좋아질 수 있다는 것을 경험해 보시는 게 중요하지요. 무조건 아프지 않게 해주는 치료에 익숙한 환자들에게 이런 치료법들은 낯설어서 불안한 마음이 들기도 할 겁니다. 하지만 계속하셔야 해요."

환 자   "솔직히 저도 불안한 마음이 있었어요. 집에서 어깨를 두들기고 있으니까 남편이 어디서 돌팔이 의사한테서 이상한 치료법을 배워와서 하고 있냐는 말도 들었습니다. X-ray도 MRI도 없이 무슨 진찰을 하냐고 말이지요. 그래도 소개한 지인이 속는 셈치고 끝까지 의사가 하라는 대로 따라 하면 좋아진다고 하기도 했고 여기 꿈의 진료실에서 듣는 설명들이 이치에 맞다는 믿음도 생겨서 배운 대로 계속했습니다. 결국 증상이 많이 좋아져 신기할 따름이에요."

의 사   "믿고 따라 해 주셔서 저도 감사합니다. 두들기기와 운동치료가 어느 정도 익숙해졌으니 강도를 조금씩 올려서 하고 있지요?"

환 자   "네, 나름대로 열심히 하고 있어요. 제 생각에도 처음보다 조금은 강도가 세진 것 같습니다."

의 사   "더 세게, 더 힘들게 하는 것이 중요합니다. 어깨의 힘을 빼고 하는 치료도 중요하고요."

환 자   "네? 힘을 뺀다고요?"

의 사   "오구돌기에 쌓이는 긴장은 우리가 평소 집중하는 자세를 할 때 어깨가 위로, 앞으로, 몸 쪽으로 붙으며 가슴을 움츠리는 과정에서 생깁니다. 따라서 어깨를 긴장시키는 이런 자세와 반대로 힘을 빼고 하는 어깨 이완 치료를 할 필요가 있지요. 어깨를 아래로 내리고, 옆으로 벌린 채 가슴을 내밀면서 힘을 빼는 것이 어깨를 이완시키는 자세입니다. 양손을 양쪽 허리나 골반 쪽에 대고 가슴을 펴는 자세를 하면 쉽게 긴장된 어깨를 이완시킬 수 있습니다. 힘을 주며 세고 강하게 하는 어깨 관리도 필요하지만 힘을 빼고 어깨를 이완시키는 평소 습관도 아주 중요합니다. 한번 해볼까요?"(환자가 양손을 허리에 대고 어깨를 내리고 가슴을 펴본다)

환　자　"어깨가 편안하게 쉬는 느낌이 들어요."

의　사　"적극적으로 두들기고 힘들게 하는 어깨 운동치료법으로 이미 굳은 어깨를 부드럽게 고치고 자주 긴장되는 어깨를 틈틈이 이완시켜주면 건강한 어깨를 가질 수 있습니다. 환자분의 병원 치료는 여기까지입니다. 여기서 경험한 치료법들을 앞으로도 습관처럼 하셔야 해요."

환　자　"네, 감사합니다. 이제는 스스로 고칠 수 있다는 자신감도 생겼고 걱정도 사라졌어요. 제가 생각하기에도 여기는 꿈의 진료실이 맞는 것 같습니다. 그동안 감사했습니다!"

✏️ 평생 안 아픈 어깨 만들기

- 어깨가 아픈 원인은 대부분 오구돌기 부위에 문제가 있어서다.
- 오구돌기 두들기기와 어깨 운동치료법으로 스스로 통증을 고칠 수 있다.
- 오구돌기 부위를 눌러보면 통증의 원인을 확인할 수 있으므로 MRI 같은 비싼 검사는 필요 없다.
- 상업적인 의사들이 말하는 회전근개 파열, 석회화 소견, 어깨충돌증후군 같은 병명들은 환자들의 어깨 증세와는 실제로 아무 관계가 없다.

PART 06

팔다리

찌릿한 팔다리 통증

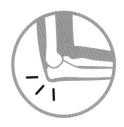

새로운 것은
언제나 낡은 것들 속에서 싹튼다.

- 도종환, <희망의 바깥은 없다> 중에서-

진리는 통한다

앞에서 살펴본 내용들을 잘 이해하셨다면 무릎, 허리, 엉덩이, 목, 어깨의 증세들을 치료하고 관리하는 데 다음과 같은 공통점이 있음을 알아채셨을 겁니다.

첫째, 증세가 있는 곳을 눌러보면 아픈 부위를 찾아낼 수 있다.

둘째, 찾아낸 그 부위를 두들기고 스트레칭을 해서 부드럽게 하면 통증을 없앨 수 있다.

셋째, 그러므로 얼마든지 스스로 고칠 수 있다.

이번 장에서 설명드릴 팔다리의 여러 증세들도 마찬가지입니다. 아픈 부위를 스스로 찾아내고 두들기며 스트레칭하면 얼마든지 증세를 완화시킬 수 있고 치료까지 할 수 있는 것이지요. 팔다리의 기타 증세들은 수전증부터 무지외반증까지 굉장히 다양한 양상을 띕니다. 하지만 치료법은 모두 비슷합니다. 진리와도 같은 위의 세 가지 방법만 머릿속에 각인시킨다면 그 어떤 통증도 두려워할 필요가 없습니다.

그럼 마지막 파트인 팔다리 기타 증세 관리법을 함께 살펴볼까요?

저리는 증상부터 수전증까지
팔의 기타 증세와 치료법

❶ 팔 저림 증세

팔 저림 증세는 상완(위팔)의 근육이 굳으면서 그 근육 속을 지나는 신경이 압박을 받아 생깁니다. 호발부위는 어깨 관절과 팔꿈치 중간의 상완 부위 바깥쪽이므로 상완의 이 부위를 몽돌로 두들겨 부드럽게 하면 팔 저림 증상을 없앨 수 있습니다. 또한 상완 중간의 바깥쪽 부위가 굳으면 손등과 손가락 끝에도 저림 증세가 나타나는데 상완 두들기기와 함께 손등을 지압봉으로 눌

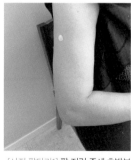

[사진 팔다리1] 팔 저림 증세 호발부위1-상완 외측 중간 부위(흰점 표시)

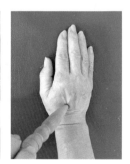

[사진 팔다리2] 지압봉으로 손등 눌러주기

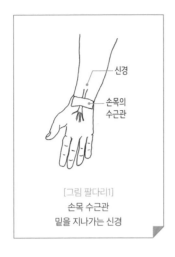

[그림 팔다리1]
손목 수근관
밑을 지나가는 신경

러주면 손등과 손가락 끝에 생긴 저림 증상도 치료할 수 있습니다.

팔 저림 증세의 두 번째 호발부위는 어깨관절과 팔꿈치 2/3 위치의 상완 내측 부위입니다. 상완 외측 중간 부위와 마찬가지로 상완 내측 부위를 몽돌로 두들기면 굳었던 근육이 부드럽게 풀리면서 팔 저림 증상이 사라지지요. 이 부위의 신경은 손목의 수근관(신경과 힘줄들이 지나가는 터널)을 지나는데 퇴행성변화로 수근관이 두꺼워져 신경이 눌리면 손바닥과 손가락에 저림 증상이 나타날 수 있습니다.^{그림 팔다리1} 손바닥과 손가락에 생긴 저림 증상은 손목의 수근관 부위를 두들겨서 부드럽게 하면 치료할 수 있습니다.

팔 저림 증세는 목디스크 때문이라고 설명하는 의사들이 많은데 팔 저림은 상완 자체에 원인이 있는 것이지 목디스크와는 아무런 관계가 없습니다. 앞서 목 파트에서도 말씀드렸듯이 디스크는 '없는 병'입니다. 누누이 강조드리지만 상업적인 의사들의 설명에 현혹되어 비싼 MRI 검사나 필요도 없는 목디스크 시술과 수술에 돈과 시간을 뺏기지 않도록 조심해야 합니다.

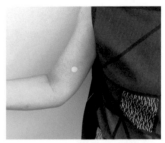

[사진 팔다리3] 팔 저림 증세 호발부위2-
상완 내측 부위(흰점 표시)

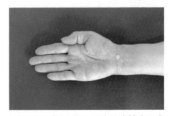

[사진 팔다리4] 손목 수근관 부위(흰점 표시)

❷ 테니스 엘보

테니스 엘보는 마치 테니스 운동 자체가 증세의 원인인 것처럼 잘못 오해할 수 있는 병명입니다. 하지만 테니스를 친 후 팔꿈치에 나타나는 통증은 테니스를 쳤기 때문에 생기는 것이 아니라 운동 전에 이미 전완신전근육의 퇴행성변화가 있어서

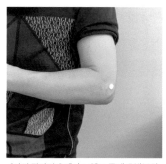

[사진 팔다리5] 테니스 엘보 증세 호발부위-팔꿈치 상완골 외상과 부위(흰점 표시)

생기는 것이지요. 예전에는 익숙하게 했던 동작을 잘 못하게 되면서 통증이 생기는 것이라 할 수 있습니다. 비슷한 예로 무거운 물건을 들고 나서 테니스 엘보 증세가 나타나는 것은 무거운 물건을 들 때 병이 생긴 것이 아니라 전완신전근육의 기능이 예전보다 떨어졌기 때문입니다. 테니스 엘보는 팔꿈치 바깥쪽에 조그맣게 튀어나온 뼈(상완골 외상과) 부위의 통증을 호소하는 증세입니다. 팔꿈치 상완골 외상과는 손가락과 손목을 위로 올리는 근육(신전근육)들이 붙어 있는 부위인데 노화가 진행되면 팔꿈치와 손목, 손가락까지의 신전근육들이 굳고 근육의 길이가 줄어들게 되지요.^{그림 팔다리2} 근육의 길이가 줄어들면 결국 팔꿈치 외상과 부위가 당겨지면서 통증이 나타납니다. 따라서 테니스 엘보 치료는 팔꿈치 외상과 부위를 두들겨서 부드럽게 하고 신전근육의 길이를 늘리는 스트레칭을 해주면 호전됩니다.

두들기기는 조그만

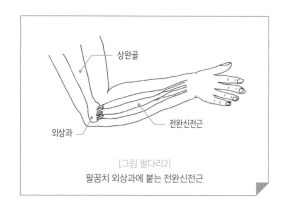

상완골

전완신전근

외상과

[그림 팔다리2]
팔꿈치 외상과에 붙는 전완신전근

몽돌을 이용해도 좋으며 두들기기를 시도했을 때 너무 아프면 테니스공을 이용해서 시작해도 좋습니다. 또한 신전근육 스트레칭은 팔꿈치를 펴고 손바닥을 바닥으로 향하게 한 다음 손등을 잡고 당겨서 하는 방법이 비교적 쉽고 이 방법이 익숙해지면 손가락 끝을 잡고 당겨서 전체 신전근을 스트레칭해주는 것이 효과적입니다.

[사진 팔다리6] 전완신전근 스트레칭

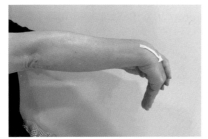
손등 잡고 전완신전근 스트레칭하기

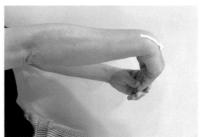
손가락 끝 잡고 전완신전근 스트레칭하기

테니스 엘보 증세를 만드는 전완신전근육들의 퇴행성변화는 손목과 손가락이 거의 움직이지 않는 밤사이에 더 빠르게 진행됩니다. 그래서 아침에 일어났을 때 근육이 가장 굳은 상태가 되지요. 테니스 엘보 치료는 아침에 시동을 거는 것처럼 천천히 근육을 풀어주면 좋습니다. 그렇게 하루를 시작하면 한결 부드럽게 움직일 수 있습니다. 평소에는 두들기기와 스트레칭을 기본으로 하여 관리하는 것이 좋으며 테니스를 치거나 무거운 물건을 들 때 필요한 전완신전근의 근력을 키우는 운동도 병행하면 좋습니다.

❸ 수전증

나이가 들면 자기도 모르게 손을 떠는 수전증 증세를 보이는 환자들이 많습니다. 수전증으로 고생하는 노인들이 온갖 치료를 다해도 낫지 않는다는 말을 정말 자주 하는데 이것 역시 잘못된 진단으로 엉뚱한 치료를 하기 때문인 경우가 허다합니다. 수전증의 원인이 파킨슨병이라느니 소

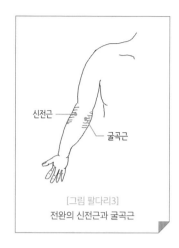

[그림 팔다리3]
전완의 신전근과 굴곡근

뇌의 이상이라느니 하면서 말도 안 되는 진단을 하기도 하지요.

수전증은 나이가 들면서 전완근육의 퇴행성변화로 근육이 굳고 근육의 힘이 없어지면서 생기는 증상입니다. 굳은 전완근을 두들겨서 부드럽게 하고 전완근을 길게 늘리는 스트레칭을 해주며 동시에 근력운동까지 해서 전완근의 힘을 키우면 얼마든지 증상이 좋아질 수 있지요.

전완근은 손등 쪽으로 연결된 신전근과 손바닥 쪽으로 연결된 굴곡근으로 이루어져 있습니다.^{그림 팔다리3} 두들기기는 신전근 부위와 굴곡근 부위를

[사진 팔다리7] 수전증 완화 스트레칭

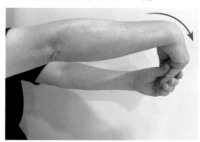

전완신전근 스트레칭하기

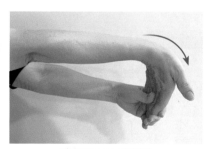

전완굴곡근 스트레칭하기

골고루 해주는 것이 좋으며 스트레칭은 테니스 엘보에서 언급했던 손을 바닥으로 당기는 전완신전근 스트레칭 및 그와 반대로 손을 뒤로 젖히는 전완굴곡근 스트레칭을 같이 해주는 것이 좋습니다.

노인들이 하기에는 전완 근력운동이 쉽지 않지만 두들기기, 스트레칭과 함께 제일 많이 해야 하는 중요한 치료법이므로 지속적으로 해주는 것이 중요합니다. 전완의 근육은 주로 지근(slow twitch muscle)으로 이루어져 있습니다. 흔히 알통이라 부르는 상완이두근처럼 빠르게 수축하며 짧은 시간에 근육의 힘을 사용하는 속근(fast twitch muscle)에 비해 지근으로 이루어진 전완 근육은 천천히 오랫동안 근육의 힘을 사용하는 데 쓰이지요. 다시 말하면 전완근육은 오래 버티는 동작을 주로 한다고 생각하면 쉽습니다.

수전증으로 손을 떠는 것은 전완근육의 기능이 약해지면서 일상에서 필요한 손이 버티는 동작들을 이겨내지 못해서 생기는 증상이므로 수전증을 치료하려면 전완지근의 근력을 단련해야 합니다. 양손에 1kg 무게의 아령을 들고 팔을 뻗고 오래 버티는 운동, 철봉에 오래 매달리기, 악력기 쥐고 오래 버티기와 같은 운동들로 전완지근의 근력을 높일 수 있습니다. 철봉에 오래 매달리기가 너무 힘들면 땅바닥에 발을 대고 매달리는 것부터 시작해도 괜찮습니다. 악력기 쥐고 오래 버티기는 악력기를 쥐었다 놓았다 반복하는 수축 운동보다는 오래 쥐고 있는 것이 효과적이므로 이를 알고 운동을 하면 도움이 됩니다.

수전증 치료에 필요한 두들기기, 스트레칭, 근육운동은 몇 달에서 몇 년까지 걸리는 힘든 치료법이지만 이런 지난한 과정을 이겨내면 수전증이 치료되는 놀라운 경험을 할 수 있습니다.

❹ 손목 통증

우리가 일상에서 쓰는 손목 동작은
엄지손가락과 함께 쓰는 요골부, 검지
에서 소지까지의 힘줄이 모여서 지나
가는 손목 위쪽 가운데 부위, 손목의
회전을 담당하는 손목 척골부를 주로
사용합니다.^{그림 팔다리4}

[그림 팔다리4]
손목의 요골부와 척골부의
통증 호발부위

손목의 통증은 주로 이 세 부위에서
힘줄의 긴장이 일어나 굳으면서 생기기 쉽습니다. 요골부 증세는 두들기기
와 스트레칭을 해주면 나아지는데 요골부 스트레칭은 난도가 있어서 다음
페이지에 나오는 사진을 보고 잘 따라 하셔야 합니다. 요골부 스트레칭을 효
과적으로 하는 요령은 엄지를 네 손가락으로 감아 쥐고 손목을 새끼손가락
방향으로 비틀듯이 해주는 것입니다.

[사진 팔다리8] 손목 통증 호발부위(흰점 표시)

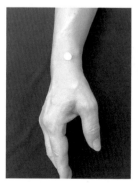
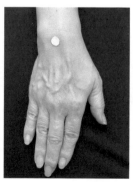
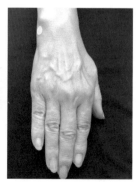

엄지손가락 쪽 손목 요골부
통증 호발부위

검지에서 소지까지 힘줄이
지나가는 손등 쪽 통증 호발부위

손목 척골 부위의 통증 호발부위

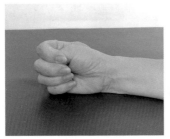 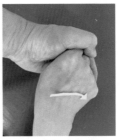

① 엄지손가락을
나머지 네 손가락으로 감싸쥔다.

② 손목을 새끼손가락 방향으로
비틀어 요골부를 스트레칭한다.

손목 등쪽 가운데에 생기는 통증은 두들기기와 팔을 펴서 검지부터 소지까지를 잡고 손바닥 쪽으로 당겨주는 스트레칭(전완신전근 스트레칭)을 해줍니다. 손목 척골부의 통증은 지압봉으로 눌러주기와 적극적인 손목 회전 스트레칭을 해주는 것이 좋습니다. 우선 손바닥을 하늘로 향하게 한 다음 검지부터 소지까지를 잡고 손목을 뒤로 젖히고 손을 팔의 안쪽으로 회전시키며 스트레칭을 하면 됩니다. 손목에서 제일 많이 쓰이는 동작이 회전하는 동작이라서 직장인 대부분이 손목 척골부에 긴장이 많이 쌓입니다. 불편한 느낌도 들기 쉽지요. 손목 척골부 회전 스트레칭은 평소에 손목을 관리하는 데

[사진 팔다리10] 척골부 스트레칭

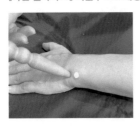 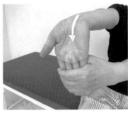 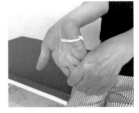

흰점 표시 아래 손목 척골부를
지압봉으로 눌러주기

네 손가락 잡고 손목 뒤로 젖히기

뒤로 젖힌 손목을 몸 쪽으로 비틀어
손목 척골부 스트레칭하기

꼭 필요한 유용한 운동법입니다.

손목에 나타나는 중세들은 대부분 열감을 동반하는 경우가 많습니다. 따라서 두들기기 등의 치료와 함께 증세가 있는 손목 부위를 냉찜질하는 것이 중요합니다.

❺ 손가락 관절 통증

손가락 통증은 손가락에 퇴행성변화가 진행되면서 굳고 두꺼워져서 생깁니다. 주로 손가락 가운데 관절에 생기기 쉬운데, 조그마한 몽돌을 써서 두꺼워진 관절을 두들기거나 두꺼워지는 관절을 양옆으로 눌러서 부드럽게 하면 대부분의 증상이 사라지지요. 또는 손가락을 뒤로 젖혀서 손가락 가운데 관절을 스트레칭하는 것도 좋은 방법입니다.

[사진 팔다리11] 손가락 관절 스트레칭

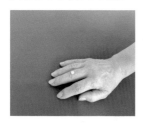 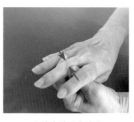 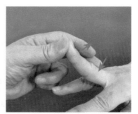

| 손가락 가운데 관절(흰점 표시) | 손가락 가운데 관절 양옆으로 눌러주기 | 손가락을 뒤로 젖혀 가운데 관절 스트레칭하기 |

손톱 위의 손가락 끝 관절에 나타나는 증세도 손가락 가운데 관절과 같은 방법으로 몽돌로 두들기기, 양옆 눌러주기, 손가락 뒤로 젖히기 치료를 해주면 됩니다. 손등과 손가락이 만나는 곳의 손가락 MP관절(metatarsophalangeal joint)은 몽돌로 두들기기보다는 지압봉으로 꾹꾹 눌러

[사진 팔다리12] 손가락 MP관절 스트레칭

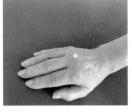

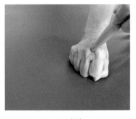

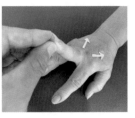

손가락 MP관절(흰점 표시)

MP관절
지압봉으로 눌러주기

MP관절
손등 대각선 방향으로 젖혀주기

굳은 관절을 부드럽게 해주는 것이 좋습니다. MP관절은 회전운동을 하는
관절이므로 손가락을 손등의 대각선 방향으로 스트레칭해 주어야 합니다.
　엄지와 손목이 만나는 부위의 엄지 CM관절(carpometacarpal joint)도 작은
몽돌로 두들겨주고 엄지손가락을 손등 쪽으로 비틀어 올려주는 느낌으로
스트레칭하면 좋습니다.

[사진 팔다리13] 엄지손가락 CM관절 스트레칭

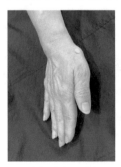

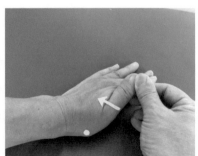

엄지손가락 CM관절
(흰점 표시)

엄지손가락 비틀어
CM관절(흰점 표시) 스트레칭하기

　손가락 관절의 퇴행성변화 역시 손가락의 움직임이 없는 밤 동안에 빠르
게 진행되기 때문에 잠에서 깼을 때가 제일 굳은 상태입니다. 그래서 손가

락 관리도 아침에 일어나 슬며시 시동 걸듯 하면 효과적이지요. 또한 손가락 관절에 나타나는 증세들 대부분 열을 동반하기 때문에 적극적으로 냉찜질을 해주어야 합니다.

손가락 관절 증세가 있을 때 병원에 가면 류마티스관절염이라는 진단을 내리는 의사들이 정말 많습니다. 고대 그리스에서는 관절이 아프고 붓는 증세는 뇌에서 흘러나오는 나쁜 액체 성분인 류마(rheuma)가 원인이라고 생각했습니다. 지금 생각하면 황당한 얘기이지만 여러분도 알고 있듯이 2,000년이 지난 지금도 이 단어는 너무나 익숙하게 사용되고 있습니다. 의사들이 관절 증세를 잘 모를 때나 애매할 때 류마티스관절염이라고 쉽게 말을 합니다. 류마티스관절염이라는 진단을 내리는 경우는 빠르게 관절염이 진행돼서 증세가 심할 때, 동시에 여러 관절에 증세가 진행될 때, 관절 변형이 있을 때 등이지만 사실 이런 경우들은 퇴행성변화가 빠르게 진행되는 것일 뿐입니다. 심각한 병이 아니지요. 굳은 관절을 적극적으로 부드럽게 하고 관절운동을 하는 등 관리하면 얼마든지 치료할 수 있습니다. 환자들은 의사에게서 류마티스관절염이라는 말을 듣고 불치병에 걸린 것처럼 겁을 먹고 오랜 세월 검사와 약에 시달리며 치료를 합니다. 하지만 결국 나을 수가 없지요. 류마티스관절염을 고치려면 머릿속에서 류마티스 라는 말을 지워버리고 두들기기, 관절 스트레칭 같은 스스로 하는 치료를 넣으면 됩니다.

지금도 널리 쓰이고 있는 류마티스라는 표현은 옛날 고대 그리스 의사들이 근거도 없이 마음 편하게 사용했던 '류마'처럼 의사들이 환자들의 여러 증세에 편하게 두루 사용할 수 있는 좋은 무기라고 생각합니다. 예나 지금이나 의사들의 황당한 상상력은 환자보다는 의사들의 돈벌이에 최적화되어 있는 것 같아 씁쓸한 마음뿐입니다.

서혜부 통증부터 무지외반증까지
다리의 기타 증세와 치료법

❶ 서혜부 통증

사타구니라고도 부르는 서혜부의 통증은 서혜부의 중간 부위에서 자주 생깁니다. ^{그림 팔다리5}

가만히 생각해 보면 평소에 무릎을 굽히고 몸을 앞으로 숙여 서혜부가 접힌 자세로 생활하는 경우가 굉장히 많음을 알 수 있습니다. 그렇기 때문에 서혜부의 근육과 힘줄에 긴장이 쌓여 굳어서 통증이 생기게 되는 것이지요. 통증을 없애는 방법은 이 부위를 지압봉으로 찌르듯이 깊게 꾹꾹 눌러서 근육

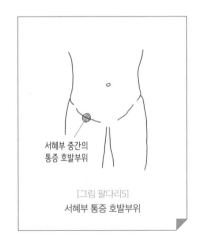

서혜부 중간의
통증 호발부위

[그림 팔다리5]
서혜부 통증 호발부위

을 부드럽게 풀어주고 반대편 허벅지에 발을 올리는 반가부좌 자세를 한 다음 무릎을 두 손으로 밀어서 서혜부 스트레칭을 해 주는 것입니다. (27쪽 사진 참고) 앉았다가 일어섰을 때 골반 앞으로 밀기를 습관처럼 하는 것도 접혀서 굳어 있는 서혜부를 스트레칭해 주는 좋은 치료법입니다.

❷ 발목 통증

발목 관절의 중심 부위는 바깥쪽 복사뼈 밑 바로 앞쪽에 있습니다. 나이가 들면서 발목의 중심 부위가 두꺼워지고 굳으면서 통증과 발목 관절의 운동 제한 같은 증세가 나타납니다. 이 부위는 좁고 깊은 곳이라서 몽돌보다는 지압봉을 이용해 깊게 꾹꾹 누르는 것이 좋지요. 그렇게 굳은 관절을 부드럽게 해주면 통증 완화에 도움이 됩니다. 손으로 발을 잡고 발목관절을 모든 방향으로 끝까지 스트레칭해서 운동 범위를 개선하는 방법도 도움이 됩니다.

젊은이들이 발목을 삐끗할 때 자주 다치는 부위도 바로 이 부위입니다. 다치자마자 이곳을 적극적으로 냉찜질하고 발을 가슴보다 높게 올린 채 쉬는 것이 치료의 기본이지요. 붕대로 다친 발목을 감아놓거나 깁스를 하는 것은 다친 발목에 생기는 열을 식히는 기본 치료를 방해하는 행동이므로 하지 말아야 합니다.

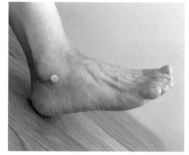

[사진 팔다리14] 발목 통증 호발부위(흰점 표시)

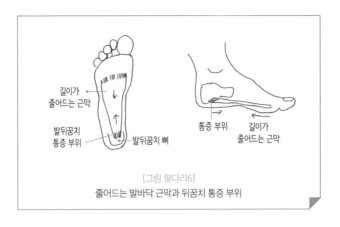

[그림 팔다리6]
줄어드는 발바닥 근막과 뒤꿈치 통증 부위

❸ 발바닥 뒤꿈치 통증

흔히 족저근막염이라고 알려진 발바닥 뒤꿈치 통증은 발바닥에 넓게 퍼져 있는 근막의 길이가 짧아지고 굳으면서 생기는 증상입니다. 발바닥 근막이 붙은 발뒤꿈치 뼈(종골) 부위가 당겨지고 굳어서 통증이 발생하는 것이지요. 그림 팔다리6

통증이 있는 발뒤꿈치 아래에 딱딱한 지압볼을 놓고 서서 아프도록 눌러서 굳은 뒤꿈치를 부드럽게 하면 치료가 가능합니다. 발바닥 가운데에도 방

[사진 팔다리15] 발바닥 통증 완화 스트레칭

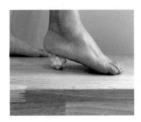

발뒤꿈치 지압볼 밟기

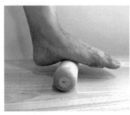

발바닥 가운데 방망이 밟기

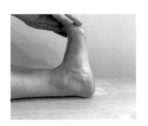

발바닥 스트레칭

망이를 놓고 밟아서 발바닥 근막을 부드럽게 해주고 손으로 발을 잡아당겨 발바닥 근막 전체를 길게 스트레칭해서 발뒤꿈치에 발바닥 근막이 긴장되지 않도록 하는 평소 관리도 아주 중요합니다.

❹ 무지외반증과 발 앞쪽 통증

무지외반증은 엄지발가락이 발의 바깥쪽으로 향하는 변형을 포함하는 개념으로 엄지발가락 통증이 발생하고 발 앞쪽의 발등이나 발바닥에 통증이 나타납니다. 무지외반증을 치료하고 관리할 때 주의해야 할 중요한 한 가지는 엄지발가락이 밖으로 향하는 변형보다 엄지발가락과 발등이 만나는 관절(MP관절)이 발바닥 쪽으로 가라앉으면서 굳는 변형입니다. 대개는 엄지발가락뿐만 아니라 두 번째에서 다섯 번째 발가락 MP관절들도 같이 발바닥 쪽으로 꺼져서 굳는데 이렇게 발바닥 쪽으로 꺼지며 굳는 MP관절들 때문에 발 앞쪽의 발등이나 발바닥에 통증이 생기는 것이지요.

무지외반증은 아래로 꺼진 엄지발가락 MP관절을 위로 꺾어 올려 치료할 수 있습니다. 나머지 발가락의 MP관절들도 하나씩 위로 꺾어 올리면 확실히 통증 완화에 도움이 되지요. 발 위쪽으로는 지압봉으로 발등의 발가

[사진 팔다리16] 무지외반증과 발 앞쪽 통증 완화 스트레칭

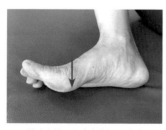
발바닥 쪽으로 가라앉은 MP관절

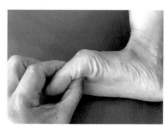
MP관절 위로 꺾어 올리기

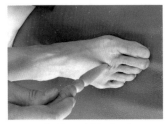
발등 쪽 MP관절 눌러주기

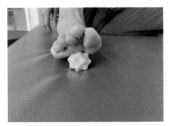
발바닥 쪽 MP관절 지압볼 밟기

락 사이사이 굳은 곳을 눌러서 부드럽게 해주고 발바닥 쪽으로는 발바닥 앞쪽에 골프공 같은 딱딱한 지압볼을 놓고 밟아서 굳은 MP관절을 아래위에서 부드럽게 해주면 증세가 아주 좋아집니다.

 평생 안 아픈 팔다리 만들기

• 팔과 다리의 다양한 증세들도 근육이나 힘줄 또는 연부조직에 그 원인이 있다.

• 두들기기, 눌러주기, 스트레칭 등의 방법으로 스스로 치료하고 관리할 수 있다.

• 증세가 있는 부위에는 냉찜질을 하는 것이 중요하다.

부록
이게 다 근육 문제라고요?

화병부터 어린이의 틱 증세까지, 이 모든 증상들이 근육 때문에 생긴 거라고 하면 믿을 사람이 몇이나 될까요? 심리적, 정신적 원인으로 발병하는 줄 알았던 공황장애 역시 결국은 근육이 긴장해서 생긴 병이라는 것을, 그래서 생각보다 쉽게 치료할 수 있다는 것을 더욱 많은 사람들이 알고 안심했으면 하는 마음으로 본 부록을 구성했습니다. 지금부터 우리의 고정관념을 깨는 이야기를 시작할 테니 놀라지 말고 들어주세요.

❶ 화병

중년 여성들이 공황장애 비슷한 가슴 증세로 병원에 가면 가슴에 화가 쌓여 생기는 한국에만 있는 고유한 질병인 '화병'이라는 진단을 받기도 합니다. 환자들이 호소하는 화병의 증세는 가슴이 답답하거나 화끈거리고 벌레가 기어다니는 느낌 등입니다. 증세를 살펴보다 보니 어라? 앞서 '목어깨' 부위에서 설명한 가슴 증세와 동일하지요? (165쪽 참고) 이런 증상이 있는 환자들의 가슴을 깊게 눌러보면 비교적 쉽게 통증 부위를 확인할 수 있는데 목어깨와 마찬가지로 굳은 가슴근육을 지압봉으로 눌러 부드럽게 하고, 가슴을 쫙 펴는 스트레칭과 날숨 길게 내쉬기를 하면 쉽게 치료할 수 있습니다.

그런데 엉뚱하게도 의사들이 가슴 증세와는 관계없는 약을 처방하고 마음을 편하게 먹고 긍정적인 생활 습관을 가지라는 말만 하고 있으니 환자의 증세가 좋아질 리가 없습니다. 어떤 환자는 화병이라는 진단에 머리를 갸우뚱하면서 평소에 화를 억압해서 가슴에 쌓을 일도 없었고, 가족 간 관계도 좋아서 의사가 하는 말이 엉터리 같다고 느끼기도 합니다. 의사 마음대로 상상해서 아무렇게나 내지르는 '화병'이라는 진단은 가슴 증세를 가진 환자의 치료 기회를 놓치게 하는 것이지요. 정말로 환자들을 '화나게' 만드는 일입니다.

❷ 공황장애와 가슴근육

가슴이 답답하고 숨이 막혀 안절부절못하며 죽을 것 같이 극도로 불안해지는 증세를 공황장애라고 합니다. 놀란 환자들은 병원에 가서 이런저런 검사를 하지만 가슴에 특별한 이상이 없다고 하지요. 이럴 때 대부분의 의사들은 공황장애라는 진단을 내리며 증상의 원인을 심리적, 정신적 문제라고 치부합니다. 대부분의 환자들은 검사와 진찰 과정에서 언제 그랬냐는 듯이 저절로 좋아지기도 하고요. 하지만 문제는 이런 증세들이 반복적으로 나타나는 것이지요. 소위 '공황발작'이라고 하는 증세입니다.

공황발작은 심리적, 정신적 원인보다 가슴근육에 긴장이 쌓여 생깁니다.

쉬는 시간 없이 과로하거나 오랫동안 가슴을 웅크리고 집중하면 가슴근육에 긴장이 쌓이며 굳습니다. 이런 상태는 잘 움직이지 않는 밤사이에 더 심해져 아침에 공황발작을 일으키는 경우가 많지요. 굳은 가슴근육 때문에 평소처럼 호흡을 하지 못하고, 호흡이 짧아지면 불안한 마음에 몸이 더 긴장해서 얕은 호흡만 겨우 하게 되는 것입니다. 더 심해지면 가슴이 답답하고 죽을 것 같은 기분이 들게 되고요.

이런 공황발작을 치료하려면 우선 내쉬는 숨(날숨)을 최대한 길게 해서 폐의 공기를 짜내듯이 다 내보내야 합니다. 배와 가슴을 수축시키며 최대한 길게 날숨을 쉬어서 폐를 비우면 들이마시는 숨(들숨)을 저절로 깊게 하게 됩니다. 심호흡을 하는 것이지요. 반복적으로 날숨을 길게 쉬면 자동으로 심호흡을 하게 되어 기존의 편안한 호흡으로 돌아올 수 있습니다. 자연히 가슴 증세도 좋아지고요. 따라서 가슴 근육에 긴장이 쌓이지 않도록 평상시에 지압봉으로 가슴의 여러 부위를 꾹꾹 눌러서 부드럽게 하는 것이 좋습니다. 날숨을 길게 하는 호흡법과 가슴 스트레칭을 적극적으로 하여 가슴근육을 부드럽게 이완시키면 공황장애 극복에 큰 도움이 됩니다.

❸ 간질(뇌전증)

간질의 원인은 아직 명확하게 밝혀진 것이 없습니다. 그런데 간질 발작 과정을 자세히 관찰해 보면 뇌와는 무관하게 근육의 긴장이 원인이라는 것을 알 수 있습니다. 간질 발작이 일어난 다음에는 의식을 잃고 쓰러진다고 알고 있는 분들이 많으실 텐데요. 사실은 의식을 잃는 것이 아니라 어느 소설의 제목처럼 '죽음보다 깊은 잠에 빠지는 것'이라고 할 수 있습니다. 입 주위의 게거품도 깊은 잠과 함께 깊은 호흡을 하면서 생기는 것이지요.

우리가 일상생활을 하면서 겪는 정신적 스트레스나 근육 긴장 등은 편안하게 휴식을 취하거나 밤 동안 잠을 자면서 몸이 이완되면 대부분 해결됩니다. 며칠 동안 계속되는 수면 부족, 과도한 정신적 스트레스, 긴 시간 동안 강도 높은 육체 활동을 한 후 생기는 근육 피로 등도 마찬가지지요. 하지만 긴장된 상황이 해결되지 않은 채 지속되면 근육에 극도로 긴장이 쌓이게 됩니다. 감당할 수 없을 정도의 긴장이 쌓이면 우리 몸은 스스로 강력한 이완과 수축을 반복하며 긴장을 풀게 되는데 이 모습이 바로 '간질 발작'이지요. '간질 발작'이라고 하면 일반적으로 온몸을 떨면서 흔드는 모습을 떠올립니다. 발작을 하고 나면 온몸이 이완되면서 깊은 잠에 빠지게 되는데 부정적으로만 표현되는 간질 발작은 알고 보면 치유 과정(healing process)이라고 할 수 있습니다.

역사상 간질 발작으로 알려진 유명인들의 공통점은 극도의 긴장이 반복되는 삶을 살아온 사람들이라는 점입니다. 게으른 삶을 산 사람은 없지요. 역사에 뚜렷한 업적이나 기록을 남길 정도라면 결코 일반적인 노력으로 살지는 않았을 겁니다. 보통 사람들의 한계를 뛰어넘는 초인적인 집중, 긴장과 함께 불면의 밤들을 보냈을 거예요. 그렇게 쌓인 온몸의 근육 긴장을 간질 발작이라는 치유의 과정으로 스스로 푼 겁니다. 그 한 예로 러시아의 저명한 소설가 도스토옙스키를 들 수 있습니다. 도스토옙스키가 간질 발작 증세로 평생 고생한 사람이라는 걸 아시는 분들도 있을 텐데요. 도스토옙스키가 자신의 간질 발작에 대해서 말한 내용 중 다음과 같은 내용도 들어본 적이 있으신가요? 늘 두려운 간질 발작이지만 동시에 황홀감에 대하여 이야기를 하는 부분입니다. 그는 간질 발작 전의 황홀감, 발작이 일어나는 동안 천국을 체험하는 것 같은 느낌을 '환희의 나라'라는 표현으로 대신합니다. 이를 세상의 어떤 즐거움과도 바꾸지 않겠다고도 했지요. 이렇듯 간질 발작은 몹쓸 병이 아닙니다. 발작 때문에 간질에 대해 막연한 두려움을 느끼거나 부정적인 시각으로 일관하는 분들이 있지만 그럴 필요가 없습니다. 평소에 근육과 마음의 긴장을 풀고 적당한 휴식과 수면을 취하면 얼마든지 예방할 수 있습니다.

❹ 어린이의 틱 증세

어린이들이 헛기침을 하거나 눈을 깜빡거리거나 눈을 희번덕거리며 일정한 방향으로 움직이는 모습을 본 적이 있으신가요? 어깨를 움찔거리거나 가슴을 발작적으로 앞으로 내미는 동작 등 독특한 움직임을 반복하는 모습은요? 이런 증세들은 틱장애의 특징입니다. 틱장애는 원인을 모르는 신경질환으로 알려져 있지요. 의사를 비롯한 치료자들은 어린이들의 심리적인 문제, 스트레스, 유전적인 요인 등이 원인이라고 합니다만 이러한 원인을 바탕으로 아이들을 치료한다고 해도 낫지 않을 가능성이 큽니다. 성인이 되면 괜찮아진다는 무책임한 설명에 치료를 포기하는 부모님과 아이들도 많지요.

사실 틱장애는 원인도 뚜렷하고 치료도 의외로 간단해서 누구나 고칠 수 있는 병입니다. 앞에서 '간질 발작은 치유 과정'이라고 설명했는데 알고 보면 틱장애도 그와 비슷한 기전으로 생기는 증세입니다. 어린아이들이 쉬지 않고 집중해서 놀이를 하거나 긴 시간 동안 독서나 TV 시청을 하거나 게임에 몰두하는 등 낮잠을 안 자고 계속 졸린 상태로 버티면서 시간을 보내면 반복적으로 근육 긴장이 쌓이게 됩니다. 이렇게 쌓인 긴장은 낮잠을 자거나 눈을 감고 쉬는 등 휴식 시간을 통해 풀어줘야 하지요. 그런데 긴장을 풀어주는 휴식 시간 없이 계속해서 긴장이 쌓이기만 하면 어린이 몸 곳곳에 굳은 근육 때문에 생긴 불편감을 해소하기 위해 무의식적이고 발작적으로, 습관처럼 반복 동작을 하게 됩니다. 주로 눈 주위의 근육이 잘 굳기 때문에 눈 주위 근육의 불편감을 해소하기 위해 눈을 깜빡거리거나 희번덕거리는 움직임을 반복하고, 목과 어깨 부위의 근육도 잘 굳어서 불편한 목과 어깨 증세를 해결하기 위해 머리를 흔들거나 어깨를 들썩이며 몸을 움찔거리는 것이지요.

틱장애를 치료하려면 쉬면서 근육의 긴장을 풀어주어야 합니다. 아이를 쉬게 하는 제일 좋은 방법은 잠을 재우는 것이지만 한창 움직임이 많은 아이들을 재우는 건 쉽지 않지요. 부모님과 같이 누워서 낮잠을 청하는 것도 좋고, 잠을 자지 않더라도 눈 감고 쉬는 것을 놀이처럼 반복하는 것도 좋습니다. 또한 아이의 굳은 근육을 직접 풀어주는 치료법도 중요하고요. 아이 스스로 눈 주위를 손으로 누르거나 주먹으로 가볍게 두들겨서 풀어주도록 가르치는 것도 좋고, 목을 뒤로 돌리며 머리를 등 쪽으로 기울이는 운동을 습관화하는 것도 좋습니다. 이렇게 하면 목과 어깨 근육이 부드러워집니다. 또한 보호자가 아이의 목과 어깨를 자주 주물러주는 것도 좋습니다. 가능하면 도구를 이용해서 두들기는 것에도 도전해보세요. 놀이 시간, 독서, 게임 등 집중하는 시간이 길어지지 않도록 틈틈이 체조를 하게 해서 근육의 긴장을 풀어주는 것이 중요합니다.

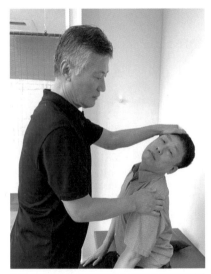

[사진 부록 1] 목을 뒤로 회전시켜 등 뒤로 머리 기울이기

틱장애는 심리적인 문제도 아니고 신경질환도 아닙니다. 유전질환 역시 아니지요. 아이의 굳은 근육을 이해하고, 누적된 긴장을 풀어주기만 하면 얼마든지 고칠 수 있는 증세입니다. 비싼 심리 치료나 뇌파 검사 같은 특별한 검사가 필요한 것도 아니고 난치병은 더더욱 아닙니다. 부모가 먼저 아이의 근육에 긴장이 쌓여서 생긴 틱 증세를 이해하고, 아이 스스로 긴장이 쌓인 근육을 관리하는 습관을 기를 수 있도록 적극적으로 이끌어준다면 생각보다 쉽게 틱장애를 고칠 수 있습니다.

❺ 눈 떨림 증세

눈 주위 근육에 긴장이 쌓여 굳으면 눈 주위가 저절로 떨리거나 실룩거리는 증세가 생깁니다. 이런 증세를 겪어본 분들이 많을 텐데요. 이것도 역시 근육의 문제이기 때문에 조그만 몽돌이나 골프공을 이용해서 눈 주위 굳은 근육을 두들겨서 부드럽게 해주면 쉽게 좋아질 수 있습니다. 평소에 눈을 최대한 크게 뜨고, 찌푸리듯이 미간을 모으는 눈 주위 근육운동을 반복하는 습관을 들여서 눈 주위 근육의 긴장을 풀고 부드럽게 해주면 눈 떨림 증세가 사라집니다.

뇌신경에 문제가 생겨서 눈 떨림 증상이 나타난다고 착각하고 엉뚱한 뇌수술을 받는 안타까운 상황이 발생하기도 하고, 마그네슘이 부족해서 눈 떨림이 생긴다는 근거 없는 설명으로 약 팔이에 열심인 경우도 있습니다. 하지만 눈 주위 떨림은 뇌신경과 무관하고 마그네슘이 부족해서 생기는 것도 아닙니다. 눈 주위 근육들만 잘 관리하면 고칠 수 있는 증세이므로 엉뚱한 치료에 현혹되지 않도록 진심으로 당부드립니다.

❻ 턱관절 통증

턱관절의 통증은 입을 벌리고 닫는 등의 움직임이 별로 없이 입을 다물고 집중하는 시간이 길어지면서 근육이 긴장하여 생깁니다. 호발부위는 볼의 한가운데이므로 이곳을 깊게 눌러보면 통증이 있음을 쉽게 확인할 수 있습니다. 치료 방법은 지압봉으로 볼 가운데를 눌러서 굳은 근육을 부드럽게 하고, 잘 움직이지 않아서 턱관절이 긴장되는 일이 생기지 않도록 자주 입을 벌리고 닫고 턱을 여러 방향으로 움직여주는 습관을 들이는 것이지요.

통증은 없지만 턱관절에서 '딱, 딱' 소리가 나면서 불편한 느낌을 느끼는 경우도 많은데요. 턱관절에서 나는 소리는 입을 벌리고 닫는 움직임 없이 계속 긴장해서 턱관절 주위 근육이 굳은 상태로 빠르게 입을 벌릴 때 턱관절에서 근육이 튕기며 나는 소리입니다. 이런 경우도 볼 가운데를 깊게 눌러 굳은 근육을 부드럽게 해주면 소리가 사라진다는 것을 알 수 있지요. 또 오래 입을 다물고 있다가 입을 벌릴 때는 첫 동작을 천천히 부드럽게 하는 습관도 아주 중요합니다.

볼 가운데 눌러주기는 턱관절 통증을 치료하는 데에도 효과적이지만 흔히 삼차신경통 증세라고 잘못 알려진 얼굴의 이상감각, 뻣뻣함, 음식 씹기가 힘든 증세들도 쉽게 치료할 수 있습니다. 볼 가운데 눌러주기는 침샘을 자극하기 때문에 구강건조증에도 도움이 됩니다.

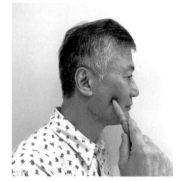

[사진 부록2] 지압봉으로 볼 가운데 눌러주기

❼ 파킨슨병

지금부터 200년 전에 영국의 파킨슨이라는 의사가 손을 떨고 몸이 굳으며 불안정한 자세를 가진 6명의 증세를 기술했습니다. 파킨슨은 이런 증세가 경추의 척수에 이상이 생겨서 오는 것이 아닐까 하고 추측했지요. 파킨슨 사후 몇 십 년 뒤 프랑스 의사 샤르코가 이런 증세를 파킨슨병이라고 명명했습니다. 파킨슨병의 원인은 지금까지도 확실히 알려지지 않았습니다. 막연히 뇌의 이상 때문이 아닐까 하고 추측만 하는 실정이지요. 불치병으로 알려진 파킨슨병은 정말 원인도 확실하지 않고 고칠 수 없는 병일까요?

아닙니다. 파킨슨병은 원인도 뚜렷하고 누구나 노력하면 고칠 수 있는 병입니다. 파킨슨병의 증세라고 알려진 것들을 하나씩 분석하면 그 답을 얻을 수 있지요. 파킨슨병 환자들이 머리를 흔드는 체머리 증세는 뇌와 무관하며 목근육이 약해져서 생기는 것일 뿐입니다. 손을 떠는 수전증 증세도 뇌와 무관하게 퇴행성변화로 인한 전완근육의 기능이 떨어져서 생기는 것입니다. 허리, 엉덩이, 다리의 근육들의 기능이 약해져서 구부정해지고, 걷기 힘들어하고 비틀거리게 되는 것이지요.

파킨슨병이라고 하는 증세들은 불행하게도 우연히 이런 여러가지 증세들이 한꺼번에 나타난 것뿐입니다. 파킨슨병은 뇌의 퇴행성변화니 도파민 부족이니 하는 원인들과는 전혀 관계가 없는 근육의 퇴행성변화입니다. 치료는 각 부위별로 두들기기, 관절 운동치료, 장기적인 근력 강화운동 등으로 근육의 힘을 키우는 등의 관리를 하면 얼마든지 좋아질 수 있습니다.

우리가 몸을 움직일 수 있는 것은 근육에 힘이 있기 때문입니다. 노화가 진행되면서 근육이 굳고 힘이 없어지면 몸을 움직이는 기능에 문제가 생기지요. 일어나고 앉고 돌아눕는 사소한 동작들이 힘들어지고 걷기, 서 있기 같은 생활 속 기본 동작들도 잘할 수 없게 됩니다. 따라서 나이가 들수록 그 어떤 보약보다 절실히 필요한 것은 근육을 부드럽게 하고 근력운동을 하는 것이라 할 수 있습니다.

❽ 뼈 통증

환자들이 호소하는 다양한 증세들 중 의외로 뼈 통증을 호소하는 경우가 많습니다. 허리뼈가 아프다, 무릎뼈가 아프다, 어깨뼈가 아프다 등의 표현처럼 구체적인 뼈 부위의 통증을 호소합니다. 사실 뼈 자체가 아픈 것은 뼈가 부러진 골절의 경우 외에는 거의 없습니다. 뼈에 생기는 종양이나 암이 뼈에 전이된 경우들도 대부분 무증상이 특징이지요. 환자들이 느끼는 뼈의 통증은 뼈 자체가 아니고 뼈 주변 부위의 근육이나 힘줄, 근막 같은 연부조직들의 통증입니다. 예를 들면 테니스 엘보 증세를 가진 환자들이 흔히 팔꿈치 뼈가 아프다는 표현을 많이 하는데, 환자들이 통증 부위를 만져 보면 팔꿈치 바깥쪽의 튀어나온 뼈가 느껴지고 그 부위에 통증이 있으니 뼈가 아픈 거라고 착각하기 쉽습니다. 실제로는 팔꿈치 바깥쪽 뼈(상완골 외상과)에 부착된 전완신전근육들의 뿌리 부분에서 통증이 발생하는 것인데 말이지요. 이 뼈 부위에 부착된 전완신전근육들의 뿌리 부분은 너무 얇고 탄력을 가진 부위라 만져서 연부조직이라고 느끼기보다는 바로 아래 뼈만 느껴지기 때문에 착각을 하게 됩니다.

벽에 바른 벽지를 생각해 보면 쉽습니다. 벽지 자체는 부드러운 종이지만 벽에 붙이고 나면 부드러운 종이 대신 딱딱한 벽만 느껴지지요. 환자들은 뼈 주변 연부조직의 통증을 뼈의 통증으로 착각할 수 있습니다. 뼈 자체의 통증과 연부조직의 통증을 구별해서 환자에게 설명하고 증세를 치료할 수 있도록 하는 것은 의사의 일이지요. 하지만 의사들이 앞장서서 허리 통증은 척추뼈의 문제이고, 무릎 통증은 무릎뼈의 문제라는 식으로 설명을 하고 있으니 환자들의 증세가 좋아질 수 없는 것입니다. 뼈 자체가 통증의 원인이 되는 경우는 골절밖에 없음을 잘 이해하고 근육, 힘줄, 근막 같은 연부조직을 관리하면 환자들의 다양한 증세들을 쉽게 치료할 수 있습니다. 이 점을 꼭 기억하셨으면 합니다.

❾ 노화와 근육

'늙는다'는 것은 '근육이 늙어간다'는 말과 같습니다. 노화가 진행된다는 것은 우리 몸의 여러 부위와 장기들이 늙어가는 것이지요. 그중에서도 몸을 움직이고 생활하는 데 필요한 근육이 늙어가고 성능이 떨어지면 통증을 비롯한 여러 증세들이 나타납니다. 반대로 근육을 젊게 만들면 노화의 진행을 늦출 수 있고 다양한 증세를 예방할 수 있습니다. 근육을 젊게 만드는 방법은 간단합니다. 근육을 부드럽게 하고 근력을 키우는 것이지요.

근육을 부드럽게 하는 방법에는 체조, 스트레칭, 요가 등이 있고 근력을 키우는 방법에는 근력 강화운동이 있습니다. 근력 강화운동은 헬스장에 가서 하는 것이 효율적입니다. 다만 헬스장에서 운동을 할 때 주의해야 할 것은 노인들이나 초보자들이 주로 하는 러닝머신, 실내 자전거 운동이 근력 강화운동이 아니라는 것이지요. 러닝머신과 실내 자전거 타기는 유산소운동이라서 근육의 지구력을 높이고 심폐기능을 좋게 하는 효과는 있지만 근육을 최대한 수축시켜서 근력을 키우는 근력 강화운동은 아닙니다. 만약 이런 운동으로 근력을 키우고 싶다면 짧은 시간 동안 최고의 스피드로 운동하고 쉬는 것을 반복하는 인터벌 운동 방법을 써야 하는데 이는 노인들이 하기에는 적절치 않습니다. 따라서 헬스장에서 러닝머신이나 실내 자전거 타기는 워밍업용으로만 하고, 유산소운동보다는 근력운동의 비율을 늘리는 것이 근육 건강에 도움이 됩니다. 기구를 사용하는 근력운동을 처음 시작할 때는 전문 트레이너의 도움을 받아 정확한 동작을 배우는 것이 좋습니다. 상황이 여의치 않으면 헬스장에서 근력운동을 열심히 하는 다른 회원들을 보고 따라 하는 것도 방법이 될 수 있지요.

우리 몸의 근육은 2/3가 엉덩이에서 다리에 이르는 하체에 있습니다. 노인들이 엉덩이, 다리를 포함해서 하체를 잘 쓰지 못한다는 것은 우리 몸의 2/3를 쓰지 못한다는 말과 같지요. 그래서 노인들이 근력운동을 시작할 때는 상체운동보다 하체운동에 집중하는 것이 효과적입니다. 하체의 근력운동을 주로 하고 그 사이사이에 상체의 근력운동을 곁들여서 하는 것이 좋습니다. 노인들이 헬스장에 그냥 '가는 것'과 헬스장에서 근력운동을 '하는 것'은 큰 차이가 있습니다. 노년을 잘 보내기 위해서 여러가지 준비가 필요하지만 부드럽고 튼튼한 근육을 갖는 것은 아주 중요합니다. 또한 근육을 단련하는 다양한 움직임들은 소뇌를 활성화시키므로 근력운동을 하면 소뇌 활성화는 저절로 따라온다는 장점도 있습니다. 소뇌는 대뇌와 연결되어 있기 때문에 소뇌가 활성화되면 대뇌도 활성화되어 치매 같은 노인성 뇌 변화 관리에도 도움이 되지요. 나이가 들면서 뇌를 활성화시키고 치매를 예방하기 위해 고스톱, 반복 암기 같은 노력들은 오히려 뇌를 피곤하고 지치게 만듭니다. 근력운동을 하면 근육 자체에 힘이 생겨 신체가 젊어지고 뇌의 기능도 활성화되어 뇌도 젊어집니다. 그러니 근육운동을 하지 않을 이유가 없는 것이지요. 젊은이, 중년, 노년에 이르러 건강을 위한 최고의 준비물은 비싼 보약이나 효과가 좋은 영양보조제보다 근육을 부드럽게 하는 체조, 스트레칭과 근력을 만드는 근력 강화운동입니다.

❿ 정형외과 의사들은 근육과 관절을 정말 잘 알고 있을까?

근육과 관절을 주로 다루는 정형외과 의사들(혹은 신경외과나 다른 의사들 포함)은 환자들이 생각하는 것처럼 근육과 관절을 잘 알고 있을까요?

결론부터 말씀드리면 그렇지 않습니다. 환자들이 생각하는 것과 달리 근육과 관절을 충분히 이해하고 있는 의사들은 소수에 불과합니다. 이렇게 말씀드리면 분명 '응? 의사들이 잘 모른다고?'라며 의아해하는 분들이 계시겠지만 이는 엄연한 사실입니다. 근육과 관절을 잘 안다고 말하려면 근육과 관절의 모든 기능을 다 사용해 봐야 합니다. 근육이나 관절을 이루는 구조물의 이름만 달달 암기한다고 해서 그 기능까지 다 이해한다고 할 수는 없는 것이지요. 자동차 부속품의 이름을 모두 외운다고 해서 그 자동차를 잘 안다고 할 수 없는 것처럼 말입니다. 자동차를 직접 운전해 보고 그 기능들을 하나씩 경험하고 나서야 자동차의 성능이나 문제점을 이해할 수 있고 정말 자동차를 안다고 말할 수 있듯이 근육과 관절을 다루는 의사들도 마찬가지입니다.

우리 몸의 근육과 관절의 모든 기능을 다 경험하기란 쉽지 않습니다. 그래도 의사라면 최소한 일상에서, 사람들이 흔히 하는 운동 범위에서 쓰이는 근육과 관절의 기능 정도는 직접 체득해 봐야 한다고 생각합니다. 이런 맥락에서 오히려 헬스장의 트레이너들이 근육과 관절을 잘 알고 있다는 생각이 들기도 합니다. 학문적으로 외우는 것이 아니라 모든 근육의 움직임을 직접 체득하고 있으니 말이지요. 근육과 관절 증세로 고생하는 환자들을 이해하고 제대로 치료하려면 의사 자신 먼저 근육과 관절을 다양하게 써봐야 합니다. 그러기 위해서는 머릿속의 빠삭한 해부학 지식에 더해 트레이너의 도움을 받아 근육과 관절의 다양한 사용법을 직접 경험하고 배우는 과정이 반드시 필요하지요. 요가는커녕 덤벨도 들어본 적 없고 달리기도 해본 적 없는 의사가 환자에게 운동 운운하는 것은 논리적으로 맞지 않다고 생각합니다. 의학 도서에 나오는 내용만 읊어대는 의사는 결코 좋은 의사라고 할 수 없습니다.

처음 진료를 시작한 지가 엊그제 같은데 의사가 된 지 벌써 40년 정도 되었습니다. 꿈의 진료실을 방문한 환자들의 다양한 증세를 두들기기와 스트레칭 등의 방법으로 치료해 온 지도 이미 20년 가까이 되어가고요. 그동안 진료실을 다녀간 수많은 환자들의 고마워하고 행복해하는 모습을 떠올리면 저도 감사로 마음이 가득 찹니다. 소위 말하는 유명 병원과 저명한 의사들의 치료 방법과는 너무나 다른, 근본을 뒤흔든다고도 할 수 있는 저의 치료법을 이해하고 받아들여 주신 환자들이 감사할 따름이지요.

첫 진료 때부터 믿고 따라주는 분들도 많지만 모든 환자들이 다 그렇지는 않습니다. 증세의 원인이 근육을 비롯한 연부조직에 있다는 설명을 듣자마자 황당해하는 분도 있고 두들기기, 눌러주기, 체조, 스트레칭 등의 치료법을 설명하면 어처구니없어 하며 무슨 소리냐고, 순 엉터리 아니냐고 하는 분들도 있습니다. 간혹 어떤 분들은 검사도 안 하고 약 처방도 안 하면서 무슨 진료를 하느냐고, 진료비를 못 내겠다고 항의하며 진료실을 나가기도 하지요. 그렇지만 대부분의 환자들이 저를 믿고 힘든 치료 과정을 잘 따라주셔서 결국 함께 좋은 결과를 얻어냅니다. 눈앞에서 환자들이 치료되는 과정을 지켜보는 저로서는 참으로 보람차고 행복한 일이지요. 책 제목을 '꿈의 진료실'로 정한 것도 모두 환자분들 덕분입니다. 믿기 힘들고 받아들이기 쉽지 않은 치료법을 직접 경험하여 증세가 좋아진 많은 분들이 '꿈만 같다, 여기는 꿈의 진료실이다, 행복하다, 살 것 같다, 여기에 오게 돼서 행운이다'라는 표현을 해주서서 이에 착안해 제목을 정하게 되었으니까요. 어떤 환자는 왜 다른 의사들은 이런 치료를 하지 않는지 묻기도 하고, 서울에서 부산까지 힘들게 오는 분들은 서울에는 왜 이런 치료를 하는 의사들이 없냐고 투정 부리듯 말씀하시기도 합니다. 저는 돈이 안 되는 이런 치료 방법은 의사들이 좋아하지도 않고 알아도 모르는 척하는 것 같다고 답을 드리지요. 실제로 관련 학회에 글을 보내봐도 돌아오는 반응은 '근거도 없는 헛소리 그만하라'는 식이니까요. 제가 보낸 내용을 편집위원들이 자세히 검토했는지는 알 수 없지만 말입니다.

과도하게 시술과 수술을 권하는 지금의 답답한 의료 현실은 계속 유지될 거라고 생각합니다. 그래서 제가 더 나이가 들어 진료를 못 하게 되면 큰일이라고 걱정하는 분들도 계십니다. 이제 어디 가서 이런 치료를 받겠냐고 하면서 말이지요. 어떤 할머님은 자신이 저세상에 가기 전에는 먼저 죽지 말라고 노골적으로 말씀하시기도 합니다. 이런 분들을 위해서라도 건강하게 오랫동안 진료하는 것이 제 작은 목표가 되었습니다. 기존의 상업적인 의술에 휘둘려 돈과 시간을 허비하는 수많은 환자들을 생각하면 안타깝고 가슴이 아픕니다. 그래서 상황이 허락하는 한 계속해서 환자들이 몰랐던 진실을 널리 알리고 싶은 마음이지요. 이 책을 집필한 이유도 같은 맥락입니다. 근육을 잘 풀어주고 근력운동을 하면 대부분의 통증이 사라진다는 책 속의 주요 기조를 간접적으로나마 많은 환자들에게 알리고 후세에도 전하기 위함입니다.

지금도 디스크 수술, 협착증 수술이 계속되고 있고 어깨 회전근개 파열 수술 치료 역시 계속되고 있습니다. 무릎연골 타령도 여전하고, 골다공증 치료 역시 대유행의 소용돌이 속에서 의사와 제약 회사를 살찌우고 있지요.

MRI를 비롯한 무차별적인 검사, 밥 먹듯이 하는 시술 등도 끊임없이 이루어지고 있고요. 이런 상황들이 하루아침에 개선될 거라 기대하지는 않습니다. 부디 이 책을 읽은 독자 여러분이라도 생각이 바뀌기를 바라고, 나중에는 보다 많은 사람들의 생각이 바뀌어서 통증으로부터 해방되는 분들이 훨씬 많아지기를 기대해 봅니다. 철벽 같은 기득권 세력과 비양심적인 상업적 의사들은 앞으로도 쉽게 바뀌지 않을 겁니다. 하지만 언젠가는 디스크, 협착증, 회전근개 파열, 무릎연골 타령 같은 말들이 사라지는 날이 올 거라 믿어 의심치 않습니다. 먼 미래에 그런 날이 오게 된다면《꿈의 진료실》이 후세 사람들의 입에 회자되며 새롭게 기억될 거라 기대합니다. 필요 없는 검사와 수술이 사라진, 다가올 흐뭇한 미래를 상상하며 이 글을 마칩니다.

통증 없는 세상에서 행복한 인생을 살아갈
여러분을 응원하며,
저자 황윤권

PART 01 무릎

[그림 무릎1]
무릎 슬개골 하내측의 통증 호발부위

[그림 무릎2]
로봇 다리와 사람 다리의 차이점

[그림 무릎3]
무릎 뒤 하내측 통증 호발부위

[사진 무릎1]
몽돌

[사진 무릎2]
무릎관절운동

[사진 무릎3]
무릎 안쪽 상하측 통증 호발부위

[사진 무릎4]
무릎 슬개골 상외측 통증 호발부위

[사진 무릎5]
엉덩이 근육을 사용하여 일어서고
있는 방법

PART 02 허리

[그림 허리1]
허리 통증 호발부위

[그림 허리2]
등과 엉덩이 사이의 약한 허리

[그림 허리3]
허리 피부 바로 밑 척추 극돌기
끝부분

[그림 허리4]
척추체의 퇴행성 압박 소견

[사진 허리1]
허리 앞으로 숙이기

[사진 허리2]
허리 뒤로 젖히기

[사진 허리3]
올바르게 일어서고 있는 방법

[사진 허리4]
허리 근력운동

[사진 허리5]
비교적 강도가 높은 허리 근력운동

PART 03 엉덩이에서 다리

[그림 엉덩이1]
엉덩이 가운데 통증 호발부위

[그림 엉덩이2]
대퇴내전근 모으기

[그림 엉덩이3]
허벅지 앞·옆쪽 이상감각 호발부위

[그림 엉덩이4]
비골두 아래를 지나가는 비골신경

[그림 엉덩이5]
비골두 아래와 하퇴부 바깥쪽
비골 부위

[그림 엉덩이6]
비골두 아래에서 장비골근에
압박 받기 쉬운 비골신경

[그림 엉덩이7]
발의 외번운동

[그림 엉덩이8]
4개의 척추신경 가지들로 구성된
다리의 비골신경

[그림 엉덩이9]
천추와 요추

[그림 엉덩이10]
다섯 군데의 척추에서 나오는
좌골신경

[그림 엉덩이11]
감각신경과 운동신경

[사진 엉덩이1]
아령으로 엉덩이 두들기기

[사진 엉덩이2]
몽돌로 엉덩이 두들겨주기

[사진 엉덩이3]
엉덩이 앞으로 밀기

[사진 엉덩이4]
엉덩이 뒤로 빼기

[사진 엉덩이5]
엉덩이, 다리 스트레칭하기

[사진 엉덩이6]
코브라 자세 만들기

[사진 엉덩이7]
반가부좌 자세로 허리 숙이기

[사진 엉덩이8]
엉덩이 스쾃

[사진 엉덩이9]
일명 쩍벌기구(inner thigh machine)

[사진 엉덩이10]
바렌

[사진 엉덩이11]
바렌으로 허벅지 눌러주기

[사진 엉덩이12]
서서 다리 스트레칭하기

[사진 엉덩이13]
앉아서 다리 스트레칭하기

[사진 엉덩이14]
레그 컬(leg curl) 운동

[사진 엉덩이15]
레그 프레스(leg press) 운동

[사진 엉덩이16]
비골두 아래 두들기기

[사진 엉덩이17]
비골두 찾는 방법

[사진 엉덩이18]
지압봉으로 종아리 눌러주기

[사진 엉덩이19]
방망이로 종아리 눌러주기

[사진 엉덩이20]
앞발을 밀며 뒤꿈치를 드는
까치발 운동

[사진 엉덩이21]
발목 안쪽 복사뼈와 발뒤꿈치 사이

[사진 엉덩이22]
지압봉으로 발등 눌러주기

PART 04 목

[그림 목1]
목 통증의 호발부위인 '목어깨' 부위

[그림 목2]
두통을 일으키는 목근육 긴장 부위

[그림 목3]
날개뼈 부위 통증 호발부위

[그림 목4]
가슴 통증 호발부위들

[사진 목1]
팔꿈치 밀어 올려 목어깨 두들기기

[사진 목2]
목을 뒤로 회전시켜 등 뒤로 머리
기울이기1-스스로 하는 방법

[사진 목3]
목을 뒤로 회전시켜 등 뒤로 머리
기울이기2-타인이 도와주는 방법

[사진 목4]
팔꿈치 뒤로 보내며 머리 젖히는
목어깨 근육 활성화 운동

[사진 목5]
갈고리 지압봉으로 눌러주기

[사진 목6]
지압봉으로 가슴 눌러주기

[사진 목7]
팔 저림 증세 호발부위 상완외측부

PART 05 어깨

[그림 어깨1]
오구돌기와 어깨 통증 호발부위

[그림 어깨2]
오구돌기에 붙는 세 개의 근육

[그림 어깨3]
긴장하는 자세

[그림 어깨4]
견갑골 측면과 오구돌기

[그림 어깨5]
오구돌기 위치 확인법

[그림 어깨6]
어깨의 다양한 통증 부위

[그림 어깨7]
어깨 긴장을 푸는 운동 습관

[사진 어깨1]
기본 어깨 운동법1

[사진 어깨2]
기본 어깨 운동법2

[사진 어깨3]
어깨 앞으로 밀기

[사진 어깨4]
나무봉을 이용한 어깨 앞으로 밀기
응용 동작

[사진 어깨5]
팔을 교차하는 어깨 내전운동

[사진 어깨6]
어깨 내회전 운동

[사진 어깨7]
어깨 긴장 풀기

PART 06 팔다리

[그림 팔다리1]
손목 수근관 밑을 지나가는 신경

[그림 팔다리2]
팔꿈치 외상과에 붙는 전완신전근

[그림 팔다리3]
전완의 신전근과 굴곡근

[그림 팔다리4]
손목의 요골부와 척골부의 통증
호발부위

[그림 팔다리5]
서혜부 통증 호발부위

[그림 팔다리6]
줄어드는 발바닥 근막과 뒤꿈치
통증 부위

[사진 팔다리1]
팔 저림 증세 호발부위1
-상완 외측 중간 부위

[사진 팔다리2]
지압봉으로 손등 눌러주기

[사진 팔다리3]
팔 저림 증세 호발부위2
-상완 내측 부위

[사진 팔다리4]
손목 수근관 부위

[사진 팔다리5]
테니스 엘보 증세 호발부위
-팔꿈치 상완골 외상과 부위

[사진 팔다리6]
전완신전근 스트레칭

[사진 팔다리7]
수전증 완화 스트레칭

[사진 팔다리8]
손목 통증 호발부위

[사진 팔다리9]
요골부 스트레칭

[사진 팔다리10]
척골부 스트레칭

[사진 팔다리11]
손가락 관절 스트레칭

[사진 팔다리12]
손가락 MP관절 스트레칭

[사진 팔다리13]
엄지손가락 CM관절 스트레칭

[사진 팔다리14]
발목 통증 호발부위

[사진 팔다리15]
발바닥 통증 완화 스트레칭

[사진 팔다리16]
무지외반증과 발 앞쪽 통증
완화 스트레칭

초판 1쇄 발행 2024년 2월 5일
2쇄 발행 2024년 4월 10일

지 은 이 황윤권
발 행 처 타임북스
발 행 인 이길호
편 집 인 이현은
편   집 최예경
마 케 팅 이태훈·황주희
디 자 인 KL Design
제작·물류 최현철·김진식·김진현·심재희

타임북스는 (주)타임교육C&P의 단행본 출판 브랜드입니다.

출판등록 2020년 7월 14일 제2020-000187호
주   소 서울특별시 강남구 봉은사로 442 75th AVENUE빌딩 7층
전   화 02-590-6997
팩   스 02-395-0251
전자우편 timebooks@t-ime.com

ISBN 979-11-93677-97-1 (03510)